La dieta anticáncer

GUÍA PRÁCTICA DE ALIMENTOS SALUDABLES

D1674038

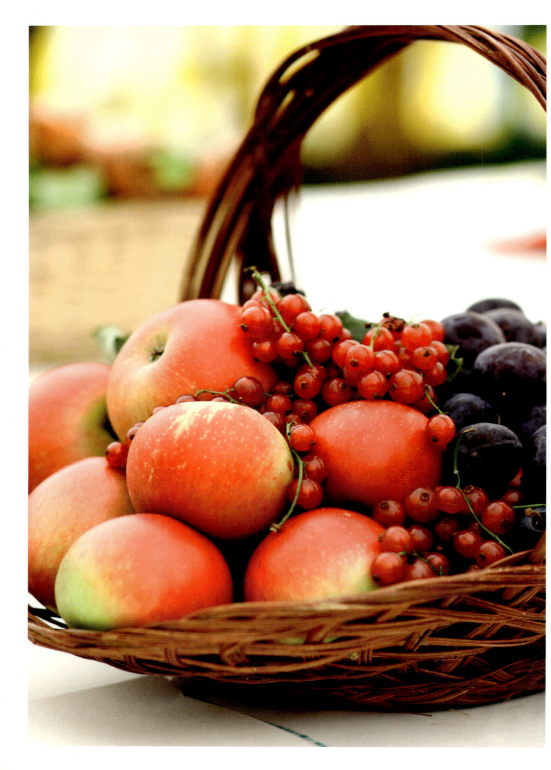

La dieta anticáncer

GUÍA PRÁCTICA DE ALIMENTOS SALUDABLES

MARÍA TRÁNSITO LÓPEZ

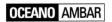

LA DIETA ANTICÁNCER

Fotografías: Dreamstime
Diseño y cubierta: Jordi Galeano
Edición digital: Jose González
Edición a cargo de Esther Sanz

ISBN: 978-84-7556-737-2
Depósito legal: B-4656-LIV
Impreso en España

9003022010111

© María Tránsito López, 2011
© Editorial Océano, S. L., 2011
Grupo Océano
Milanesat 21-23 — 08017 Barcelona
Tel: 93 280 20 20 — Fax: 93 203 17 91
www.oceano.com

Índice

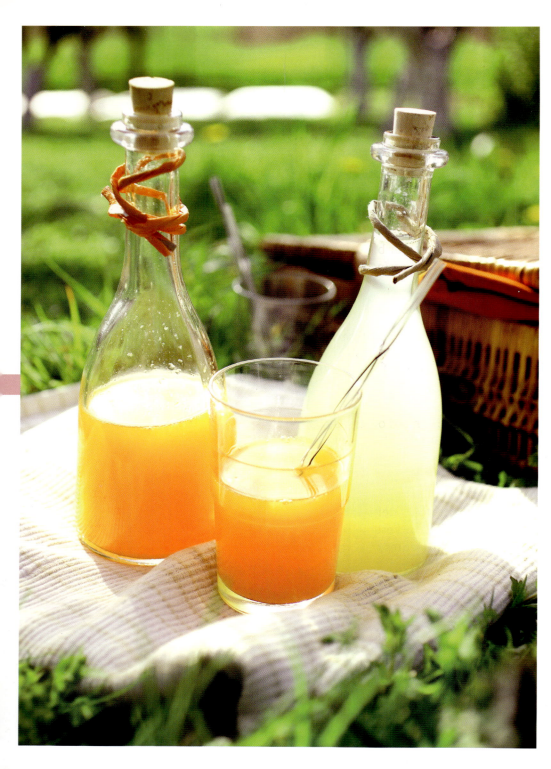

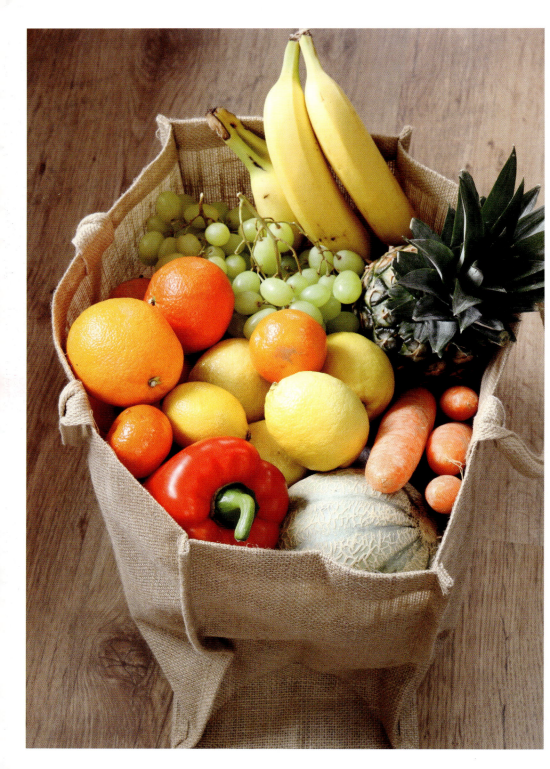

Introducción

En los últimos años, se ha consolidado la evidencia de que una alimentación sana y equilibrada es un pilar fundamental para la salud. Ahora es mucho más habitual que nos interese saber qué es lo que comemos y cómo afecta la alimentación a nuestra salud. En lo que concierne al cáncer, siempre se ha creído que una dieta adecuada puede ejercer un importante papel protector. Pero, en la actualidad, la ciencia ha progresado de tal manera que empezamos a disponer de pruebas científicas sólidas. En efecto, cada vez es más frecuente investigar los alimentos con la finalidad de encontrar y clarificar todas aquellas propiedades que se les atribuye y que los convierten en agentes sumamente beneficiosos para conservar nuestra salud. En consecuencia, hay más datos científicos que confirman que existen alimentos protectores frente a muchos tipos de cáncer, como las frutas y las verduras. Por otro lado, también está ampliamente demostrado que algunos hábitos alimentarios (las dietas muy calóricas o ricas en grasa mala, azúcar y proteínas; el exceso de carne; el abuso del alcohol...) constituyen factores dañinos que aumentan el riesgo de desarrollar muchas enfermedades, como el cáncer, por lo que bien vale la pena alejarnos de ellos.

Por supuesto, no tiene sentido creer que la alimentación es la única responsable del desarrollo de tumores, aunque sí se puede afirmar que una dieta sana, variada y equilibrada es uno de los factores clave en su prevención. En este sentido, el propósito de este libro es transmitir que una dieta bien planteada e integrada por alimentos sanos, frescos y beneficiosos puede convertirse en la mejor de las medicinas preventivas para hacer frente al cáncer con éxito. A lo largo del libro, explicaremos qué es el cáncer y veremos cuáles son los principales factores que facilitan su aparición y que ayudan a prevenirlo. Pero, sobre todo, nos centraremos en la dieta y los alimentos más eficaces para tratar esta enfermedad.

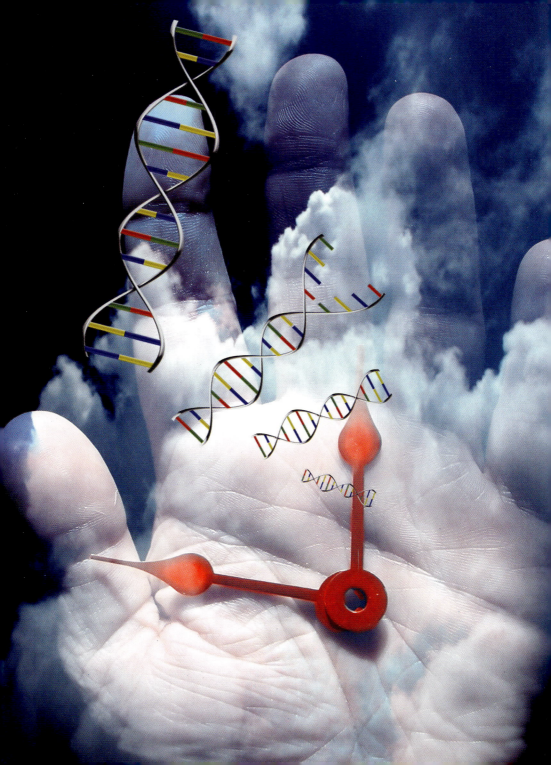

El cáncer:
un enemigo feroz

El cáncer es una enfermedad que existe desde que hay vida en nuestro planeta. Prueba de ello son los tumores encontrados en los huesos de fósiles de dinosaurios o en las momias humanas descubiertas en Egipto y Perú. Sin embargo, a pesar de su antigüedad, ningún otro padecimiento nos provoca un miedo tan profundo. Este temor podría deberse a que la mayoría de nosotros hemos presenciado el efecto tan devastador que, tanto la enfermedad como su tratamiento (quimioterapia y radioterapia), ha tenido en alguna persona de nuestro entorno, la cual, antes de caer presa del cáncer, gozaba de plena energía y vitalidad.

¿Qué es el cáncer?

Cuando hablamos de cáncer no nos referimos a una enfermedad concreta, ya que esta denominación incluye una gran variedad de padecimientos con manifestaciones clínicas muy diferentes. En consecuencia, cada una de estas patologías requiere unas medidas terapéuticas específicas. Ahora bien, todas ellas tienen una característica en común: son la consecuencia de una proliferación incontrolada de las células, que posee un potencial destructor tremendo.

El cáncer se presenta en todas las especies animales, edades y razas y, aunque se han realizado importantes avances en el tratamiento de esta enfermedad, ésta sigue siendo la segunda causa de muerte en los países occidentales, después de las enfermedades cardiovasculares. Para tratarlo, suele ser necesario combinar varios métodos terapéuticos que lo aborden desde diferentes frentes, ya que, de momento, no se ha encontrado un tratamiento realmente efectivo.

El cáncer en España

En el año 2009, la incidencia global de cáncer en España, es decir, los casos nuevos diagnosticados, se aproximaba a 200.000 personas. Actualmente, el tumor de mayor incidencia en los adultos es el colorrectal, seguido del de mama y el de pulmón.

Por sexo, el cáncer más frecuente entre los varones es el de próstata, seguido del de pulmón. En cambio, en las mujeres el más común es el de mama, seguido de los tumores ginecológicos, que incluyen el de útero, ovario, trompas de Falopio y cérvix. El cáncer colorrectal ocupa la tercera posición en ambos sexos.

El origen de la salud y de la enfermedad: la célula

Para poder valorar el importante papel que ejerce tanto la prevención como la detección precoz en la lucha contra el cáncer es fundamental conocer cómo se origina y desarrolla esta enfermedad. Con esta finalidad, este apartado explica de una manera sencilla cómo y por qué una célula sana y normal de nuestro organismo puede convertirse en una estructura cancerosa y, luego, proliferar hasta dar lugar a un tumor maligno.

Sencillez y orden

Toda comienza en la célula. Esta estructura es el elemento más simple de cualquier organismo vivo dotado de vida propia. Por ejemplo, nuestro organismo está compuesto por más de 60 billones de estas microscópicas estructuras. Todas ellas poseen una gran capacidad de especialización, lo que hace posible que se diferencien unas de otras y desempeñen funciones diferentes. Por ejemplo, las células intestinales están especializadas en la absorción de nutrientes, las del sistema circulatorio están implicadas en el transporte de oxígeno y otros nutrientes, las del sistema inmunitario constituyen nuestras defensas...

Ahora bien, por muy diferentes que sean unas de otras, todas nuestras células están perfectamente coordinadas entre sí y se dividen periódica, ordenada y controladamente. De esta manera, cuando estas estructuras envejecen y mueren son reemplazadas por otras exactamente iguales, con lo que se mantiene el correcto funcionamiento de los distintos órganos del cuerpo. Tanto el ritmo de crecimiento, las funciones, como la capacidad de división para producir nuevas células vienen determinados por el ADN o material genético.

Pero no siempre impera el orden

La división celular está regulada por una serie de mecanismos de control que indican a la célula cuándo comenzar a dividirse y cuándo permanecer parada. Pero, a veces, este proceso ordenado se altera y da lugar a una multiplicación descontrolada. Cuando esto ocurre, se forman células nuevas cuando el organismo no las necesita, al mismo tiempo que las estructuras viejas no mueren cuando deberían morir.

Esta desobediencia celular es la consecuencia de un cambio o mutación en el ADN de la célula. Dicha mutación suele ser el resultado de una agresión exterior, originada normalmente por una sustancia carcinogénica (o cancerígena), un virus o un exceso de radicales libres.

Estas agresiones son habituales a lo largo de la vida. Pero, afortunadamente, cuando el material genético de una célula se lesiona, se ponen en marcha mecanismos de la propia célula que la obligan a suicidarse, con el fin de que el proceso no vaya más allá.

Todas las células están rodeadas por una membrana celular que, al mismo tiempo que las separa, mantiene la comunicación entre ellas. En el interior, estas estructuras vivas contienen un núcleo dentro del cual se encuentra el ADN, que contiene la información genética que programa la vida celular.

La apoptosis

La apoptosis o muerte celular programada es un proceso fisiológico por el que las células se autodestruyen sin dejar secuelas. Esta muerte natural desempeña un importante papel protector, ya que es un mecanismo de eliminación de elementos que pueden suponer una amenaza para la integridad del organismo, bien porque no son funcionales o bien porque están lesionadas.

Caos y enfermedad

El problema aparece cuando la mutación del ADN es lo suficientemente fuerte como para que la célula lesionada no responda a los sistemas de control celular y no se autodestruya. Cuando esto ocurre, la estructura dañada progresa y adquiere un comportamiento anormal en cuanto a su capacidad de dividirse. Su proliferación se acentúa, de manera que se produce un crecimiento celular excesivo, anómalo, que da lugar a la aparición de un bulto o tumor.

Cuando dicho tumor está bien localizado y las células que lo constituyen no poseen la capacidad de invadir a los tejidos vecinos ni de destruir otros órganos, hablamos de tumores benignos. Por este motivo, hasta obtener el diagnóstico, ante la aparición de un bulto no debemos desesperarnos ni pensar lo peor, ya que puede tratarse de un tumor benigno cuyas consecuencias, evidentemente, no son las mismas que si se tratara de un cáncer. En cambio, cuando las células también pierden las características físicas originales son incapaces de realizar las funciones propias del tejido del que proceden y, además, tienden a invadir las estructuras vecinas, el tumor se considera maligno. Es decir, cáncer. Las células cancerosas poseen una gran capacidad de desplazamiento, por lo que pueden desprenderse y viajar a través del torrente sanguíneo o linfático. Estas estructuras dañinas invaden otros órganos y tejidos, donde forman nuevas colonias tumorales o metástasis.

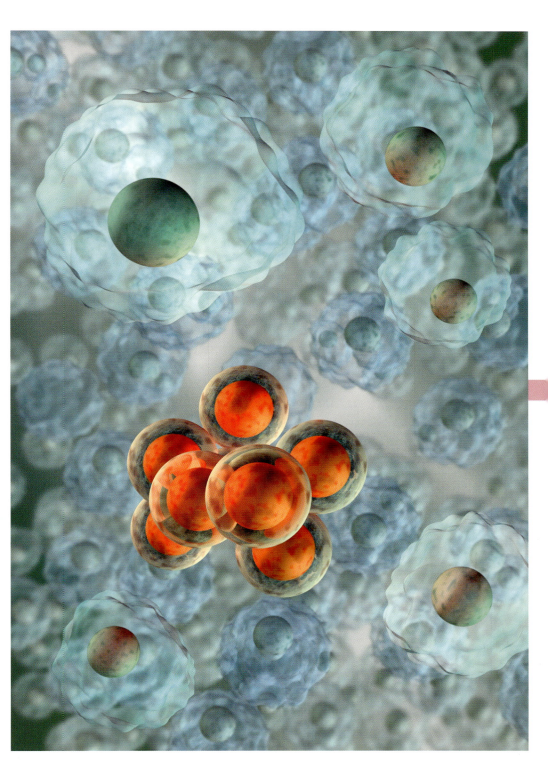

No en todos los cánceres aparece un bulto. Por ejemplo, en la leuce-
mia las células cancerosas progresan e invaden la médula ósea (tejido
que se encarga de la formación de las células de la sangre), pero no
dan lugar a la formación de un bulto. Con el tiempo, dichas células
pueden invadir la sangre y otros órganos.

¿Cómo se desarrolla el cáncer?

Como acabamos de ver, el cáncer se origina cuando una célula sana
se transforma en cancerígena, es decir, adquiere la capacidad de
multiplicarse descontroladamente y de invadir otros tejidos y órganos. Es importante, sin embargo, tener muy claro que cuando esta
transformación celular ocurre no siempre implica que se desarrolle un cáncer. Afortunadamente, muchas veces el sistema defensivo
del organismo es suficiente para evitar que así sea.

Además, el desarrollo de esta enfermedad sigue un proceso gra-
dual que no tiene lugar en un solo paso, sino que evoluciona por
etapas, por lo que puede tardar muchos años en manifestarse. Este
hecho es muy positivo para nosotros, ya que, muchas veces, este
crecimiento escalonado nos ofrece la oportunidad de poder interferir y bloquearlo. Y, en consecuencia, evitaríamos la enfermedad.
De ahí la importancia de la prevención, la adopción de un estilo de
vida saludable y la detección precoz.

Para entenderlo mejor, vamos a ver qué ocurre en las diferentes
fases del desarrollo de un cáncer.

Fase de iniciación

La primera etapa o fase de iniciación tumoral comienza cuando se
produce una lesión del ADN celular como consecuencia de la exposición a determinados agentes mutagénicos (capaces de producir mutaciones), como el tabaco, la radiación solar, las radiaciones
ionizantes, algunos virus y los carcinógenos químicos. Esta altera-

ción es irreversible y da lugar a una mutación que representa el inicio del proceso. De todos modos, una primera y única mutación no es suficiente para que se genere un cáncer.

Sólo se considera que una célula dañada se ha convertido en una "célula iniciada" cuando dicha estructura es capaz de dividirse a una velocidad algo superior a la normal y transmite a su progenie la transformación. En efecto, las células lesionadas todavía no son cancerosas, aunque poseen el potencial de crecimiento maligno. Para que dichas células progresen han de contar con un entorno que favorezca su crecimiento, como podría ser la exposición continua a sustancias tóxicas que promuevan el cáncer.

A lo largo de este libro veremos que, al igual que existen algunos alimentos que contienen compuestos carcinogénicos capaces de alterar la información genética celular, también existen otros muchos provistos de moléculas protectoras, como los agentes fitoquímicos de ciertas verduras y frutas, eficaces para neutralizar a muchas sustancias dañinas y, así, evitar lesiones en el ADN.

Fase de promoción

La fase de promoción es el segundo paso en el desarrollo del cáncer. Se trata de una etapa que suele ser muy larga, ya que el tiempo que transcurre desde que se produce la lesión inicial hasta que aparece el tumor maligno implica periodos que van de uno a 30 años (el tiempo varía en función del tipo de tumor).

Durante esta etapa adquieren gran importancia los factores que pueden ser utilizados por las células iniciadas para favorecer su crecimiento y multiplicación. Por ejemplo, si sobre dichas células actúan de forma continuada los agentes carcinógenos que provocaron la alteración genética, la proliferación celular comienza a ser mucho más rápida y aumenta la probabilidad de que se produzcan nuevas mutaciones. Además, las células implicadas (promocionadas) pierden las características del tejido original y, con ello, la capacidad de suicidarse, por lo que se vuelven inmortales.

Otros factores que desempeñan un papel promotor durante esta fase son el alcohol, los malos hábitos dietéticos... y, posiblemente, algunas hormonas como los estrógenos y los factores de crecimiento, aunque todavía no se conoce con certeza cómo actúan estos últimos compuestos.

La buena noticia es que esta segunda fase es la que ofrece más oportunidades para intervenir conscientemente con el fin de evitar que el cáncer se desarrolle. En efecto, muchos de los factores promotores involucrados en esta etapa pueden controlarse sencillamente modificando algunos hábitos de nuestro estilo de vida. Por ejemplo, podemos dejar de fumar o disminuir el consumo de alcohol. Además, como veremos más adelante, nuestra dieta se puede convertir en una gran aliada para influir sobre las células iniciadas y evitar que evolucionen.

Fase de progresión

Si todas las defensas fallan y las células iniciadas y promocionadas consiguen superar las dos fases anteriores, éstas se vuelven más malignas. A lo largo de esta tercera etapa, las células sufren nuevas mutaciones, de manera que se vuelven más fuertes y su división y comportamiento cada vez es más anómalo. Adquieren la capacidad de invasión, con lo que se infiltran en los tejidos circundantes dando lugar a un cáncer en estado maduro. Estas células cancerosas incluso pueden migrar a otros órganos a través de la sangre o el sistema linfático produciendo metástasis.

La clave del éxito en el tratamiento del cáncer consiste en estancarlo cuando sea más vulnerable

Sin la menor duda, durante esta última etapa las células cancerosas se vuelven más peligrosas y agresivas y, en consecuencia, aumenta la malignidad del tumor. Por este motivo, aunque la prevención siempre es importante, durante las dos fases anteriores es aún más fundamental, ya que para vencer al cáncer es imprescindible atacar cuando éste es vulnerable.

El paso decisivo: la angiogénesis

Para terminar este capítulo, vamos a ver en qué consiste la angiogénesis. Este proceso es de vital importancia para que el cáncer se desarrolle, ya que, gracias a él, las células tumorales encontrarán el apoyo suficiente para proseguir su crecimiento y expansión.

Como es lógico, por muy fuertes y resistentes que sean las células cancerosas, necesitan, como cualquier otra célula viva, un aporte constante de oxígeno y nutrientes. En efecto, estas estructuras malignas, capaces de adaptarse a las circunstancias más adversas, están absolutamente sujetas a cubrir sus necesidades energéticas.

Pues bien, para conseguir la energía de la que depende su supervivencia, las células cancerosas ponen en marcha una serie de mecanismos para crear su propia red de abastecimiento. Sencillamente, lo que hacen es segregar unas sustancias químicas que envían (a modo de señales) a los vasos sanguíneos que tienen más cercanos. Éstos, una vez reciben el mensaje, empiezan a dividirse con mayor rapidez con el fin de construir una nueva red sanguínea que abastezca al tumor.

Este proceso es lo que se conoce por "angiogénesis" y es fácil de entender porque juega un papel determinante en la formación y desarrollo del cáncer. Gracias a esta nueva vascularización, el tumor cuenta con sus propios vasos sanguíneos para proveerse del oxígeno y los nutrientes esenciales precisos para su funcionamiento. De manera que, cuanto más rápidamente se vasculariza un tumor, más rápido resulta su desarrollo.

Por otro lado, la nueva red de vasos sanguíneos facilita que las células tumorales se diseminen a través de la sangre o de la linfa. Por tanto, se puede decir que la angiogénesis también favorece la propagación del tumor.

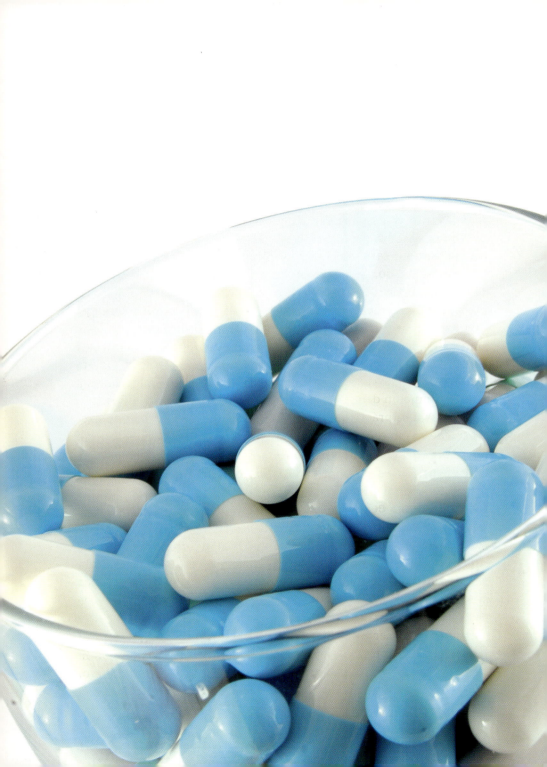

Tratamientos para luchar contra el cáncer

El diagnóstico de un cáncer va acompañado, en la mayoría de las ocasiones, de una mayor carga emocional negativa (desesperación, depresión, ira, pánico...) que la diagnosis de cualquier otra enfermedad, aunque también sea grave. Y es que, a pesar de que las cosas han cambiado, seguimos asociando el cáncer con sufrimiento, dolor, efectos tóxicos y muerte.

Realmente es cierto que esta enfermedad posee múltiples caras y todavía no se dispone de un tratamiento efectivo ni universal. Sin embargo, los avances científicos y tecnológicos de los últimos años han proporcionado nuevos conocimientos sobre su origen y desarrollo, lo que supone una mejora en los tratamientos disponibles y una disminución de los efectos secundarios derivados de ellos.

Hoy en día, prácticamente uno de cada dos enfermos de cáncer puede curarse. Eso sí, si desafortunadamente el organismo cae presa del cáncer, es fundamental actuar con la mayor rapidez y eficacia posible.

La medicina convencional

Ante todo, cuando el tumor maligno se ha desarrollado, es esencial recurrir a la medicina convencional para tratar lo antes posible el problema y seguir el tratamiento más adecuado. No cabe duda de que este tipo de medicina es altamente eficaz para solucionar muchos problemas de salud, especialmente los casos agudos. De hecho, en la actualidad, muchos tipos de cáncer son tratables y pueden llegar a ser totalmente erradicados.

Las estrategias terapéuticas varían en función de las circunstancias, ya que no hay dos casos de cáncer iguales. Por este motivo, aunque existen algunos protocolos bien definidos que muchos médicos prefieren seguir, no existe un único enfoque que se pueda aplicar a todos los casos por igual. Siempre, la mejor estrategia implica utilizar y adaptar todas las medidas terapéuticas necesarias a las características de la persona que se está tratando.

El fármaco mágico que cura el cáncer no existe

Durante mucho tiempo, los investigadores dedicados a la lucha contra el cáncer se centraron en la búsqueda de un fármaco extraordinario capaz de curar cualquier tipo de tumor maligno. Sin embargo, al ir conociendo mejor el proceso que sigue el desarrollo de esta enfermedad, se intuyó que este planteamiento no era demasiado válido. De hecho, rara vez basta con un sólo tipo de tratamiento, sino que lo más frecuente es que sea necesario combinar varios métodos terapéuticos para combatir la enfermedad.

La importancia de la detección precoz

Sin la menor duda, el mejor método terapéutico frente al cáncer se basa en la prevención, que, *grosso modo*, consiste en evitar los factores de riesgo, en seguir una dieta saludable, en potenciar nuestras propias defensas y en la detección precoz. Esta última es clave en la lucha contra esta enfermedad porque cuanto antes se detecte un tumor maligno, más y mejores probabilidades de curación tendrá.

Cuanto antes se detecte un tumor maligno, mayor será la probabilidad de curación del mismo

La detección precoz implica someterse a un reconocimiento médico regular que permita detectar cualquier indicio de cáncer. Esta práctica está especialmente indicada para las personas con antecedentes familiares de cáncer y para las que son susceptibles a algún factor de riesgo.

Otros recursos: las terapias alternativas

Sacar el máximo provecho de la medicina convencional para combatir el cáncer no excluye el uso de otras terapias alternativas que han demostrado ser efectivas y seguras para disminuir los efectos tóxicos que conllevan los tratamientos más frecuentes y mejorar la eficacia de los mismos. Las terapias alternativas, que incluyen algunas medicinas tradicionales (como la china y la ayurveda), la fitoterapia, la homeopatía... suelen estar basadas en la totalidad de la persona y no sólo en la enfermedad. Se trata de tratamientos no agresivos y respetuosos, cuyo arsenal terapéutico está constituido por remedios en su mayoría vegetales.

Recurrir a este tipo de medicina resulta muy útil en la prevención del cáncer y otras muchas enfermedades. Pero, si se ha diagnosticado un tumor maligno, la medicina alternativa también es de gran ayuda como coadyuvante del tratamiento convencional y para minimizar o aliviar los efectos secundarios de este último. Ahora bien, en este caso es fundamental mantener completamente informado al oncólogo del uso de otras medidas terapéuticas para que éste pueda valorar si existe o no algún riesgo de interacción con los tratamientos antitumorales convencionales. Por otro lado, una vez resuelta la enfermedad, este tipo de terapias contribuye a prevenir la posibilidad de recaídas.

Asesórate antes de elegir

Lamentablemente, en el ámbito de la medicina alternativa es frecuente encontrar a personas que se autodenominan "terapeutas" y que, en realidad, no están cualificadas. A menudo, estos falsos profesionales de la salud garantizan la curación mediante la oferta de una amplia gama de terapias y productos. Sin embargo, en la mayoría de los casos resultan totalmente ineficaces. Por este motivo, si optas por recurrir a alguna terapia alternativa es esencial que te asesores muy bien y acudas a profesionales de la salud bien preparados.

Tratamientos convencionales para combatir el cáncer

Aunque cada médico, como ser humano, tendrá sus preferencias personales, a la hora de seleccionar el mejor tratamiento para un paciente, los factores que van a determinar la elección de las medidas terapéuticas más adecuadas son: el tipo de cáncer, su tamaño y su localización en el organismo, la naturaleza de las células que lo componen (lo que se conoce como "el estadio") y el estado de salud general del paciente.

No obstante, las principales modalidades terapéuticas que se utilizan hoy día son: la extirpación de los tumores por cirugía, la quimioterapia y la radioterapia. A menudo, estos diferentes tipos de tratamiento se utilizan simultáneamente o de manera secuencial. Por ejemplo, frecuentemente el tumor se extirpa con cirugía y, después, para eliminar las células cancerosas que hayan podido quedar se continúa con un tratamiento de radioterapia o quimioterapia.

Actualmente, también se pueden aplicar otro tipo de terapias específicas para algunos tumores concretos como la hormonoterapia, la inmunoterapia, la terapia génica... Estos nuevos tratamientos antitumorales, aunque necesitan mucha más investigación, están ofreciendo buenos resultados, por lo que pueden contribuir positivamente en la lucha contra el cáncer.

La cirugía

La cirugía fue el primer tratamiento utilizado contra el cáncer y, en nuestros días, sigue siendo la técnica más utilizada para tratar muchos tipos de tumores. Resulta muy eficaz, sobre todo si el tumor es pequeño y no se ha extendido.

El objetivo de este método terapéutico es eliminar en su totalidad el cáncer o, en algunos casos, el órgano donde se encuentra. Afortunadamente, en la actualidad este procedimiento permite tratar los tumores malignos de una manera más conservadora (muchas veces preserva el órgano y su función) que hace unas décadas. No obstante, la principal limitación que conlleva la cirugía es no poder extirpar todas las células cancerosas, en especial los pequeños focos indetectables.

La quimioterapia

El término general "quimioterapia" se refiere al uso de medicamentos capaces de destruir las células tumorales. Ya sabemos que no existe un fármaco específico contra el cáncer, por lo que se utilizan distintos productos farmacéuticos, en combinaciones diferentes y con formas de administración diversas.

Todos los medicamentos utilizados en esta terapia son potentes venenos celulares capaces de matar cualquier célula e impedir su proliferación. Si tenemos en cuenta que el uso de este método terapéutico se basa en el rasgo diferencial de que las células cancerosas se multiplican con mayor rapidez que las normales, entenderemos más fácilmente porque la quimioterapia permite erradicar las estructuras tumorales con un impacto mínimo sobre las normales. Ahora bien, uno de los mayores inconvenientes que conlleva este tratamiento se debe a que ciertas células sanas, como las que tapizan el intestino y las de la médula ósea, también se dividen rápidamente. Por este motivo, estas estructuras normales también son atacadas por los fármacos administrados, lo que contribuye muy significativamente a los conocidos efectos tóxicos que implica este procedimiento terapéutico.

Otra complicación que presenta este método terapéutico se debe a su forma de administración. Aunque no todos los planes de quimioterapia son iguales, en líneas generales se puede decir que consisten en la aplicación de una dosis de medicamentos durante un periodo de tiempo determinado. Luego, se interrumpe el tratamiento para dar paso a una etapa de descanso, para que las células normales afectadas puedan recuperarse antes de comenzar con un nuevo ciclo de administración del fármaco. Pues bien, el problema surge con los periodos de recuperación, ya que muchas veces durante este tiempo también se recupera el tumor. En consecuencia, el cáncer puede reaparecer con una fuerza mayor porque se ha vuelto resistente al tratamiento.

La quimioterapia es el tratamiento antitumoral convencional que más preocupación y miedo provoca. Probablemente, estos temores se deben a los numerosos y severos efectos secundarios que produce esta técnica. No obstante, como la administración intravenosa de medicamentos permite llegar a todas las células cancerosas, lo que no es posible con la cirugía ni con la radioterapia, para los oncólogos se trata de un método terapéutico muy valioso.

La radioterapia

La radioterapia se suele utilizar en combinación con la cirugía y la quimioterapia. Su objetivo es destruir las células cancerosas al exponerlas a radiaciones de alta energía, como los rayos X o las radiaciones gamma.

Este tratamiento local consiste en la aplicación de un haz de radiación sobre una zona tumoral muy concreta, con el fin de preservar al máximo posible los tejidos vecinos sanos, ya que, de la misma manera que estas radiaciones son capaces de destruir las células tumorales, también pueden matar o lesionar las estructuras normales.

En la actualidad, se disponen de aparatos complejos de alta precisión que permiten administrar altas dosis de radiación sobre un tumor maligno con efectos secundarios mínimos.

Tanto la quimioterapia como la radioterapia pueden acarrear efectos tóxicos que nadie desea. Sin embargo, no hay que olvidar que lo más urgente es erradicar el tumor. Por este motivo, en caso de tener que enfrentarse al cáncer, es fundamental reflexionar y sopesar estas técnicas terapéuticas contando también con los beneficios que conllevan.

El mejor tratamiento: nuestras propias defensas

Hasta aquí hemos visto los principales métodos terapéuticos para tratar el cáncer con los que cuenta la medicina convencional. Sin embargo, y a pesar de la velocidad con la que avanza la ciencia en muchos campos de la medicina, todos sabemos que el cáncer sigue constituyendo un problema de salud pública de primer orden sin resolver al cien por cien. Ante esta evidencia, adquiere mayor importancia la prevención, ya que siempre cualquier estrategia destinada a evitar la enfermedad será mucho mejor que cualquier terapia paliativa.

En este sentido, es un completo error subestimar los recursos naturales de los que dispone nuestro organismo y su capacidad innata para hacer frente a la enfermedad. En efecto, el arma más eficaz con la que contamos, tanto para prevenir como para combatir el cáncer, es nuestro sistema inmunológico. Éste no sólo es capaz de superar con éxito la enfermedad, sino que la aparición de un tumor maligno puede ser una señal de que dicho sistema no está funcionando bien o que se ha visto superado por la enfermedad.

El sistema inmune

El sistema inmunológico es una de las defensas más importantes contra el cáncer de que dispone el organismo. Este complejo sistema consiste en una red de células y órganos que trabajan juntos y muy bien coordinados con el objetivo de proteger al cuerpo frente a ataques de invasores extraños o desconocidos. Bacterias, virus, células anormales... son algunos de los agentes que las células inmunitarias no reconocen como integrantes del organismo, por lo que cuando detectan su presencia dan la voz de alarma mediante señales químicas. En respuesta a ello, todos los componentes de nuestro sistema de defensa se reorganizan para atacar al intruso, destruirlo y eliminarlo sin dejar rastro. Las herramientas básicas, gracias a las que el sistema inmune cumple con su cometido, son las células especializadas en la destrucción de los agentes invasores y la producción de anticuerpos.

Las células inmunitarias

Entre los diferentes tipos de células que forman parte del sistema inmune se encuentran los linfocitos, los cuales están distribuidos por toda la sangre y en muchas otras partes del organismo. Dentro de este grupo de células defensoras se encuentran los linfocitos B, los linfocitos T y las células asesinas naturales o *natural killer* (NK).

Los linfocitos B segregan anticuerpos (inmunoglobulinas), que son unas proteínas capaces de reconocer, adherirse y, así, bloquear a los antígenos. Estos últimos son sustancias extrañas a nuestro organismo aportadas por el agente invasor. Cada tipo de linfocito B segrega un anticuerpo específico, el cual reconoce un antígeno específico. Es decir, los linfocitos B ofrecen una defensa selectiva.

En cambio, los linfocitos T atacan directamente a las células infectadas, extrañas o cancerosas sin la necesidad de distinguirlas unas de otras. Por otro lado, estas estructuras contribuyen a regular la respuesta inmune mediante la producción de linfocinas. Estas sustancias son unas proteínas que los linfocitos T envían como señales a otros agentes defensores del sistema.

Por su parte, las células asesinas naturales (NK) son imprescindibles para la defensa. Estas estructuras producen unas sustancias químicas muy poderosas que se adhieren a cualquier invasor extraño y lo destruyen. Estas células, al igual que los linfocitos T, matan al enemigo sin tener que reconocer primero un antígeno específico.

Estimular y fortalecer la salud del sistema inmunitario es clave para la defensa antitumoral

Por último, otro tipo de células inmunitarias de la sangre son los monocitos. Éstos también intervienen activamente en la defensa del organismo gracias a su capacidad para tragar y digerir partículas y organismos microscópicos. Y si es necesario, pueden convertirse en macrofagos o, lo que es lo mismo, "grandes devoradores". Este proceso de defensa se conoce como fagocitosis.

Las citocinas

Las células del sistema inmune secretan dos tipos de proteínas: anticuerpos y citocinas. Hemos visto que los anticuerpos responden a los antígenos al enlazarse o adherirse a ellos. Anticuerpos específicos corresponden a antígenos específicos, encajando unos con otros de la misma forma que una llave encaja en una cerradura.

Las citocinas también son sustancias producidas por algunas células del sistema inmune, pero actúan como mensajeras. En efecto, estos compuestos coordinan las actividades de todas las células inmunitarias. Las linfocinas, los interferones, las interleucinas y los factores estimulantes de colonias son tipos de citocinas.

Fortalece tus defensas

Cómo ya se ha mencionado, el cáncer se puede desarrollar cuando el sistema inmunitario deja de funcionar o cuando éste no responde adecuadamente. Existen numerosas investigaciones que muestran que la actividad de nuestro sistema defensivo ejerce un papel importante en la lucha contra el cáncer. Por ejemplo, diversos estudios han evidenciado que cuanto menos activas se ven al microscopio las células NK, más rápido avanza el tumor maligno y mayor capacidad de expansión, en forma de metástasis, presenta.

Por tanto, aunque no se conocen con total certeza los mecanismos que utilizan las células inmunitarias, sí que parecen fundamentales para contrarrestar el crecimiento de tumores y el avance de la metástasis. En consecuencia, es de sentido común intentar estimular o mejorar la función del sistema inmune.

• No sólo es cuestión de genes

Muchas veces, la herencia genética determina la fortaleza y eficacia del sistema inmunitario. Por este motivo, unas personas resisten mejor la adversidad que otras. Pero, aunque nuestro sistema inmune no sea especialmente fuerte, podemos hacer frente a la enfermedad con éxito. Además, podemos potenciar la vitalidad y la capacidad combativa de nuestras células inmunitarias, o como mínimo, no frenarlas. Basta con tratar respetuosamente nuestro organismo, lo que implica que atendamos a nuestras necesidades, tanto físicas como emocionales, que cuidemos la alimentación y que nos mantengamos en calma ante la adversidad.

● **Aliméntate bien y muévete más**
Muchos son los agentes que pueden alterar nuestras defensas; unos no dependerán de nosotros, pero otros sí. Entre los factores sobre los que sí podemos actuar y que debilitan nuestro sistema inmunológico se encuentran la alimentación desequilibrada, el tabaco, la cafeína, la contaminación ambiental, el estrés, el sedentarismo o el exceso de ejercicio físico.

Por el contrario, una alimentación sana, variada y equilibrada, el ejercicio físico moderado, la prevención del estrés y, por supuesto, dejar de fumar son las mejores estrategias para aumentar la inmunidad natural. Otro factor que también desempeña un papel importante en la salud de nuestras defensas es que el descanso nocturno sea suficiente y de buena calidad.

La terapia biológica

La terapia biológica (a veces llamada inmunoterapia, bioterapia o terapia modificadora de la respuesta biológica) es relativamente nueva dentro de la familia de tratamientos antitumorales convencionales. El objetivo de este método terapéutico se basa en sacar el máximo provecho del sistema inmune del organismo, directa o indirectamente, para combatir el cáncer o para disminuir los efectos tóxicos producidos por otros tratamientos.

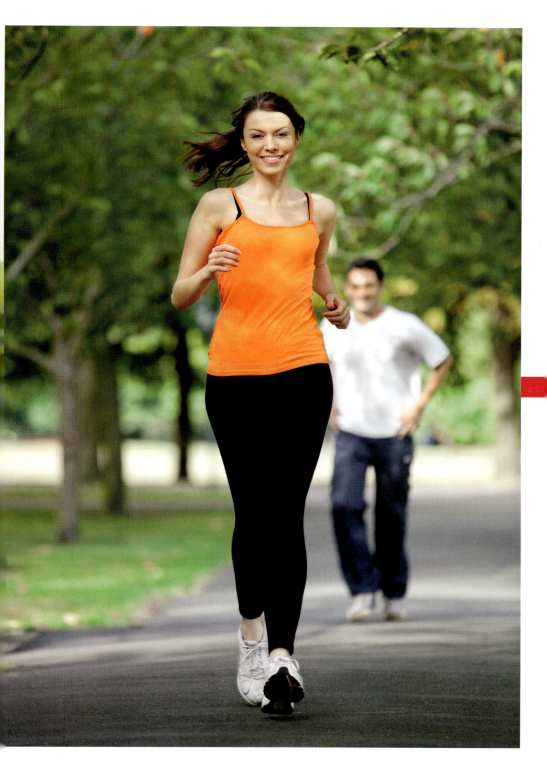

Bloquear la angiogénesis, el suministro de energía

Como ya hemos visto en el primer capítulo, para que el tumor crezca y se expanda depende de su propia red de abastecimiento de oxígeno y nutrientes porque, por muy fuertes que sean las células cancerosas, éstas necesitan forzosamente cubrir sus necesidades energéticas. Por tanto, para combatir esta enfermedad, además de contar con una buena defensa, es esencial cortar a las células malignas el suministro de los elementos esenciales para que la vida se desarrolle.

Antes de clarificar el papel fundamental de la angiogénesis, se creía que la lucha contra el cáncer se reducía a destruir las células cancerosas utilizando las dosis más elevadas posibles de medicamentos antitumorales. Ahora, la idea de bloquear el proceso dede la angiogénesis adquiere cada vez más fuerza.

Pues bien, en un organismo sano coexisten en equilibrio las sustancias que estimulan la formación de nuevos vasos sanguíneos y otras que la impiden. Si, a consecuencia de cualquier desarreglo, aumentan los elementos que favorecen la nueva vascularización respecto de los que la inhiben, las células cancerosas lo tendrán muy fácil para formar su propia red de abastecimiento y, así, reproducirse y crecer a sus anchas. En cambio, si los agentes que más abundan son los que evitan la nueva formación, el tumor no lo tendrá nada cómodo para progresar.

Evidentemente, las multinacionales farmacéuticas lo saben y, en consecuencia, se han lanzado a desarrollar fármacos capaces de impedir la angiogénesis. Si alguna compañía lo consigue, se pauntará un gran tanto a nivel comercial. Sin embargo, mucho mejor es saber que estamos rodeados de alimentos que, de forma natural, están provistos de numerosas sustancias con la capacidad de inhibir dicho proceso. Este hecho debemos tenerlo bien presente, ya que por medio de una dieta sana e inteligente, podemos intervenir diariamente para que la balanza se incline hacia el lado de las sustancias que evitan la formación de nuevos vasos. Está en tus manos.

Dr. Judah Folkman

El Dr. Judah Folkman, cirujano de la Universidad de Harvard, expuso por primera vez la importancia del proceso de angiogénesis en el desarrollo del cáncer. Este médico tenía la sospecha de que los nuevos vasos eran fundamentales para la evolución del tumor, por lo que si se bloqueaba su formación probablemente se podría paralizar el crecimiento canceroso.

La importancia de la dieta

Alimentos tan comunes como las frutas y verduras están repletos de sustancias antiangiogénicas que, si las integramos en nuestra dieta diaria, atacarían de forma constante la formación de una nueva red de vasos sanguíneos y, en consecuencia, contribuirían a bloquear la evolución de un tumor. Por tanto, la alimentación constituye un arma preventiva de primera, dentro de los recursos que tenemos a nuestro alcance para mantenernos con salud. Eso sí, no hay que descuidarla nunca.

Aunque no disponemos de demasiados estudios que demuestren claramente su eficacia, no se pierde nada por practicarla diariamente, pues simplemente se trata de consumir alimentos con muchas propiedades beneficiosas, no sólo para prevenir la angiogénesis, sino para el buen funcionamiento de nuestro organismo en general. Además, lo que sí está sobradamente probado es que ninguno de estos alimentos produce efectos indeseables, sino, todo lo contrario, aportan salud y bienestar.

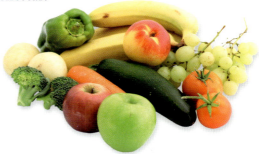

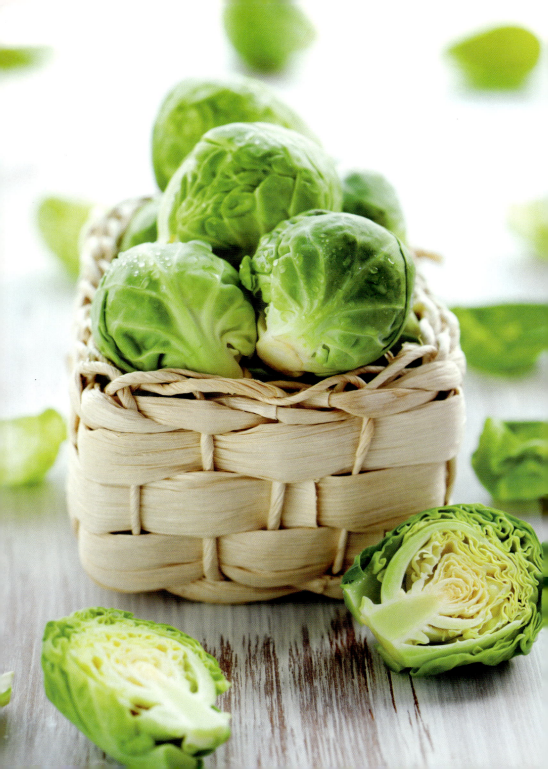

El entorno procáncer

En muchas situaciones de nuestro día a día, seguro que hemos tenido que oír el refrán: "Más vale prevenir que curar". Pues bien, en el caso del cáncer es una gran verdad, ya que no existe ningún tratamiento efectivo al cien por cien.

Este capítulo se centra en la revisión de las principales causas capaces de originar o favorecer el desarrollo del cáncer. Desde luego, la finalidad no es la de asustarte con la enumeración de los agentes que promueven esta enfermedad, sino todo lo contrario. Una de las bases más importantes de la prevención consiste en identificar la presencia de factores de riesgo para poder reducirlos o evitarlos conscientemente. De esta manera, colaboramos activamente en el mantenimiento de nuestra salud.

¿Qué son los factores de riesgo?

Todo lo que aumenta el riesgo de padecer un cáncer o cualquier otra enfermedad se denomina "factor de riesgo" y todo lo que lo disminuye, "factor de protección". Evidentemente, cuanto mayor número de factores de riesgo coexistan, mayor probabilidad de desarrollar la enfermedad. En cambio, al disminuir su presencia, aumenta la posibilidad de que la prevención funcione.

Algunos de los factores de riesgo se pueden evitar, pero otros no. En concreto, se considera que aproximadamente el 80% de todos los cánceres está relacionado con factores que se pueden reducir o eliminar totalmente de nuestra vida. Éstos son: el consumo de tabaco, la dieta, la inactividad física, la obesidad, el consumo abusivo de alcohol y otras drogas y, en menor medida, la exposición a la radiación o a productos carcinógenos presentes en el ambiente que nos rodea.

En cambio, un máximo del 15% de los cánceres es de origen hereditario, es decir, se transmiten con los genes que heredamos de nuestros padres, y un 5% son de origen vírico. Por tanto, no más de un 20% de los tumores malignos son consecuencia de factores que se escapan realmente de nuestro control.

La edad también es un factor de riesgo

La edad es un factor de riesgo del que, evidentemente, no podemos escapar. El paso del tiempo aumenta la probabilidad de padecer un cáncer porque permite que se acumulen más mutaciones o lesiones del material genético. Por otro lado, con la edad, el sistema inmunitario también envejece y se debilita y, como ya sabes, éste es fundamental para combatir la enfermedad.

Los agentes aliados del cáncer

El hecho de que la mayoría de los cánceres estén directamente relacionados con factores que tienen mucho que ver con el estilo de vida es de gran importancia porque quiere decir que, simplemente, con la modificación de algunos de nuestros hábitos podríamos reducir el riesgo de padecer la enfermedad.

A continuación, encontrarás algunas de las causas evitables que favorecen el cáncer (excepto la primera, las infecciones víricas, que suelen ser irremediables). Al conocerlas mejor, podrás tomar las medidas necesarias para alejarlas de tu vida.

Los virus

Sólo un 2% del total de los tumores están relacionados con infecciones víricas. Este factor de riesgo es de baja incidencia, ya que, como acabas de ver, la mayoría de los cánceres se deben a nuestro estilo de vida, a factores relacionados con el medio ambiente y a la herencia genética.

Los virus son formas de vida muy simples que pueden causar numerosas enfermedades. Sin embargo, sólo existen unos pocos que están asociados con el desarrollo del cáncer. Éstos son los siguientes:

- **Virus de la hepatitis B o C**. El cáncer de hígado está asociado tanto al virus de la hepatitis B como al de la C. Esto no quiere decir que todas las personas portadoras de estos agentes desarrollen la enfermedad, pero sí que tienen un riesgo bastante más alto de padecerlas respecto a las no portadoras.

- **Papilomavirus humano (HPV)**. Este virus es el responsable del desarrollo de diversas patologías, desde verrugas benignas en áreas genitales hasta el cáncer de cérvix o carcinoma de cuello uterino en las mujeres. El inicio temprano de las relaciones sexuales y el número creciente de parejas sexuales aumenta el riesgo.

- **Virus de Epstein-Barr o de la mononucleosis infecciosa**. Está asociado con el linfoma de Burkitt, sobre todo en aquellos pacientes infectados previamente de malaria

- **Virus de la inmunodeficiencia humana (VIH)**. Este virus infecta a los linfocitos T, que se encargan de luchar contra las células cancerosas. Por tanto, debilita al sistema inmunitario y, en consecuencia, aumenta la probabilidad de desarrollar un cáncer.

El cáncer no se contagia

Aunque es cierto que existen ciertas infecciones víricas que aumentan el riesgo de padecer cáncer, de ninguna manera se puede considerar que el cáncer sea una enfermedad infecciosa ni que se pueda contagiar.

El tabaco

De todos los factores de riesgo, el tabaco merece mención aparte. De hecho, este único factor es el tema central de infinidad de publicaciones que tratan sobre todos los males que, seguro, puede acarrear su consumo. Pero este libro se centra más en la dieta y su gran potencial preventivo, por lo que acerca del tabaco sólo remarcará un mensaje claro y sencillo: deja de fumar, ¡ahora!

Su consumo representa hasta el 33% de las muertes causadas por cáncer. Aunque se asocia normalmente a cáncer de pulmón, también está relacionado con tumores de boca, faringe, laringe, esófago, vejiga urinaria, páncreas y riñón. Y es que el tabaco contiene innumerables compuestos carcinogénicos.

Siempre, la primera medida para prevenir el desarrollo de tumores, y otras muchas enfermedades, es dejar de fumar. Si se deja de fumar a una edad mediana o incluso avanzada, el riesgo de padecer cáncer de pulmón disminuye bastante, aunque se mantendrá más elevado que el de una persona que nunca ha fumado, naturalmente. No obstante, no hay que olvidar que el humo del tabaco también puede afectar a los no fumadores, pues cuando éstos lo inhalan, ya sea en bares, en el trabajo... aumenta su riesgo de contraer la enfermedad.

Cáncer y obesidad

La sobrenutrición ha sido considerada como un factor de riesgo de cáncer desde hace más de 100 años. Pues bien, en el 2001, se confirmó que la obesidad juega un papel importante en el desarrollo del cáncer de mama, colon, endometrio, riñón y esófago. Además, algunos estudios también la han relacionado con el cáncer de vesícula biliar, ovarios y páncreas.

Todavía no se conocen con claridad los mecanismos involucrados que relacionan el cáncer con la obesidad. No obstante, se sospecha que las alteraciones de las hormonas sexuales (estrógenos, progesterona y andrógenos) y de la insulina y el factor de crecimiento similar a la insulina de tipo 1 (IGF−1) pueden estar involucradas

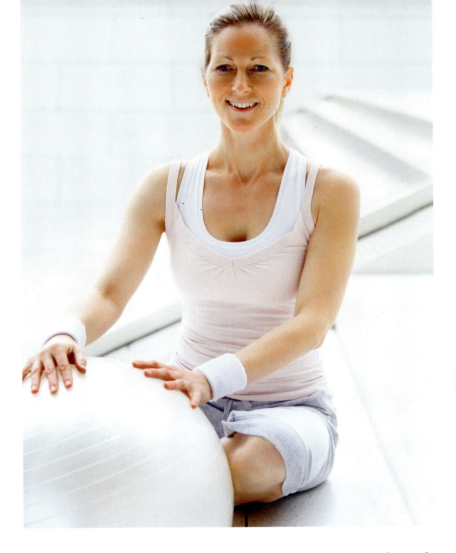

en el hecho de que las personas obesas tengan un mayor riesgo de desarrollar los tipos de cáncer mencionados.

En consecuencia, aparte de por motivos estéticos, es importante conservar un peso saludable y, en caso de tener sobrepeso u obesidad, es fundamental eliminar los kilos de más. Tanto para mantener el peso como para bajarlo, no existe opción mejor que seguir una dieta sana, equilibrada y baja en calorías y practicar alguna actividad física de forma moderada y regular.

El ejercicio físico, ¿disminuye el riesgo de cáncer?

Aunque no disponemos de ensayos clínicos controlados que asocien el efecto de la actividad física regular con el riesgo de padecer cáncer, sí que algunos estudios de observación apuntan a que dicha asociación es real. Por ahora, parece demostrado que el ejercicio físico reduce significativamente el riesgo de desarrollar cáncer de colon y mama. Pero esto no quiere decir que sólo sea beneficioso para prevenir estos dos tipos de cáncer, sino que, simplemente, no se disponen de más investigaciones. Probablemente, los efectos positivos de la actividad física van mucho más allá.

Eso sí, se suele recomendar la práctica de una actividad física moderada (y adecuada a nuestras condiciones físicas), como mínimo durante unos 45 minutos, tres o cuatro veces por semana. Aunque ¡mucho mejor si andamos media hora diariamente!

El abuso de alcohol

La ingesta excesiva de bebidas alcohólicas (excepto el vino tinto) está relacionada con la aparición de determinados tipos de cáncer. Sin embargo, el alcohol no es exactamente un compuesto carcinogénico, por lo que su influencia negativa sobre la salud se debe a otros motivos.

Para empezar, el consumo excesivo de alcohol origina carencias nutricionales que pueden favorecer el desarrollo de la enfermedad. Algunas vitaminas, minerales y sustancias fitoquímicas desempeñan importantes funciones protectoras frente al cáncer (los capítulos 6 y 7 tratan detalladamente este tema), por lo que su deficiencia puede, incluso, convertirse en un factor de riesgo.

Otro inconveniente que presenta el alcohol es que esta sustancia influye sobre los niveles, funciones y metabolismo de diferentes hormonas, lo que puede conducir a que determinados tejidos del organismo estén excesivamente expuestos a hormonas como los estrógenos, asociados con el cáncer de mama.

Por último, el alcohol debilita al sistema inmune y, en consecuencia, disminuyen nuestras defensas naturales frente a la enfermedad. También hay que tener en cuenta que el exceso de alcohol perjudica la función desintoxicadora hepática, mediante la cual el hígado desactiva y elimina determinados agentes carcinogénicos.

Los medicamentos

El uso de algunos medicamentos también puede incrementar el riesgo de cáncer, aunque la respuesta ante estos productos puede variar en cada persona, en función de la edad, la dieta y la genética.

Entre los medicamentos peligrosos se encuentran todos aquellos fármacos que se usan para curar el cáncer (quimioterapia) porque, aunque parezca una contradicción, son potentes carcinógenos. En efecto, al mismo tiempo que destruyen las células tumorales, también pueden lesionar el ADN de las células sanas, por lo que aumentan el riesgo de desarrollar otro tumor.

Los medicamentos inmunosupresores, como bien indica su nombre, debilitan al sistema inmune. Como ya hemos visto, el sistema de defensas es una de nuestras principales bazas para combatir a las células cancerosas, por lo que si no contamos con él, aumenta el riesgo de padecer un cáncer. Este tipo de medicamentos se emplean, por ejemplo, para evitar el rechazo inicial a un transplante.

Aunque todavía no está absolutamente demostrado, los anticonceptivos orales son otro tipo de medicamentos que también podrían aumentar el riesgo de desarrollar cáncer de mama, así como de útero en las mujeres tratadas con ellos para superar los síntomas del climaterio.

Los anticonceptivos orales podrían aumentar el riesgo de desarrollar ciertos tipos de cáncer

Las radiaciones

La radiación ultravioleta y las radiaciones ionizantes son formas de energía capaces de lesionar la estructura del ADN celular y, en consecuencia, de inducir el crecimiento celular tumoral.

Los rayos del sol

Desde hace mucho tiempo conocemos que la exposición al sol es un factor de riesgo, dado que la luz ultravioleta presente en este tipo de radiación tiene la suficiente energía como para penetrar en las células de la piel y provocar alteraciones en su ADN. Antes, la capa de ozono absorbía la mayor parte de la luz ultravioleta, pero, paralelamente a su degradación, ha aumentado el riesgo de padecer lesiones cutáneas causadas por la luz solar. Actualmente todos sabemos que a mayor tiempo de exposición al sol, mayor riesgo.

Pero, además del tiempo de exposición a la radiación solar, la sensibilidad ante los rayos ultravioleta depende del grado de pigmentación de cada uno, de manera que las personas de piel morena están más protegidas ante el sol que las de tez blanca o con pecas.

No obstante, si bien es muy cierto que debemos evitar la exposición excesiva a la luz ultravioleta porque es perjudicial para la salud, no debemos olvidar que tomar el sol moderadamente y con precaución facilita la síntesis de vitamina D y evita deficiencias de la misma, por lo que es necesario para la salud de nuestros huesos.

Tomar el sol con moderación facilita la síntesis de vitamina D, que ayuda a prevenir la osteoporosis

Otra fuente de radiación ultravioleta, aparte de los rayos solares, que debemos tener presente son las cabinas de UV y las lámparas solares, ambas utilizadas para broncearse. Por supuesto, para subir el tono de la piel por motivos estéticos. Ninguno de dos estos sistemas es recomendable por su capacidad cancerígena.

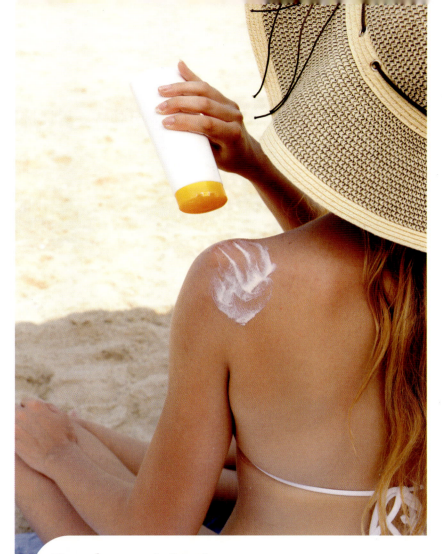

Protégete del sol

Para protegernos de los efectos nocivos del sol, es recomendable evitarlo a las horas en que brilla con mayor intensidad. Una
buena medida es resguardar al máximo el cuerpo vistiendo ropas
de algodón de manga larga y cubrir la cabeza con una gorra o
sombrero. Pero si lo que deseas es tomar el sol para broncearte
es imprescindible que utilices cremas con un factor de protección
igual o superior a 15.

Las radiaciones ionizantes

La radiación ultravioleta no contiene la suficiente energía como para inducir tumores más profundos, al no poder traspasar la piel. Sin embargo, existen otros tipos de radiaciones, como los rayos X y las emisiones radiactivas (especialmente las radiaciones gamma), que poseen mucha más energía. De hecho, tienen la suficiente para llegar a los tejidos más profundos. Por este motivo, las radiaciones más energéticas se relacionan con efectos carcinogénicos a nivel prácticamente de cualquier otro órgano.

El 30% de este tipo de radiaciones de alta energía procede de pruebas médicas como las radiografías. Por tanto, no hay que abusar de estas técnicas. No obstante, cuando éstas sean necesarias es fundamental tomar las medidas preventivas adecuadas para proteger la parte del cuerpo que no se ha de someter a estudio.

La radioterapia también utiliza radiaciones ionizantes, en forma de haz muy fino dirigido al lugar exacto donde está localizado el tumor. Aunque se toman todas las medidas posibles para evitar la inducción de otros tumores en los tejidos irradiados, no siempre se consigue. De todos modos, está modalidad terapéutica siempre hay que valorarla en función de los beneficios antitumorales que produce. Si bien es cierto que la persona sometida a esta técnica presenta un mayor riesgo de desarrollar otro tumor a lo largo del tiempo.

Entorno contaminado

El posible origen ambiental del cáncer fue sugerido, hace ya más de 200 años, por unos estudios realizados en Inglaterra en deshollinadores, en los que se descubrió una forma rara de tumor que se asoció con el contacto continuo, durante años, con el hollín.

Hoy por hoy, no existen demasiados datos consistentes acerca de la influencia del entorno contaminado sobre la salud. Esto es debido a que es difícil establecer correlaciones fiables entre los miles de compuestos nuevos que se van incorporando cada año al amplio espectro de contaminantes de nuestros ecosistemas y su poder cancerígeno.

Sin embargo, lo que sabemos con toda seguridad es que la atmósfera, las aguas del planeta, los alimentos que comemos, los cosméticos y detergentes que utilizamos cada día... contienen sustancias químicas nada saludables. En cierto modo, el continuo aumento del número de agentes químicos contaminantes introducidos, accidental o deliberadamente, en nuestro entorno es el precio que tenemos que pagar por el constante progreso de nuestra sociedad desarrollada.

Por ello, lo más sensato es que conozcamos este hecho y que, dentro de nuestras posibilidades, elijamos un buen estilo de vida e intentemos crearnos un entorno lo más saludable, limpio y ecológico posible para proteger nuestra salud. Además, de esta manera, también contribuiremos a no perjudicar más el medioambiente.

Siempre han existido sustancias cancerígenas

Las sustancias cancerígenas son todos aquellos elementos capaces de inducir una lesión genética (en el ADN celular). Estos compuestos no son nuevos, ya que, desde el inicio de la vida en nuestro planeta, los seres vivos se han expuesto a agentes ambientales físicos, químicos y biológicos potencialmente dañinos.

En efecto, algunas de estas sustancias han acompañado al ser humano desde que apareció en el planeta, como por ejemplo la luz ultravioleta solar o las radiaciones ionizantes naturales. Otros han sido generados por nuestras propias actividades domésticas, tal como sucede con los hidrocarburos policíclicos liberados al calentar o cocinar con fuego de leña o carbón.

Agentes químicos del entorno laboral

Aproximadamente el 4% de los casos de cáncer son atribuibles a agentes químicos como metales, pesticidas, polvo... que están relacionados con el entorno laboral. Aunque el caso más conocido es el del amianto y su relación con el cáncer de pulmón, existen otros compuestos claramente cancerígenos como el benceno, el cadmio, el cloruro de vinilo...

Para evitar la enfermedad en estos ambientes, los trabajadores deberían estar bien informados, respetar las medidas preventivas y vestir las prendas protectoras adecuadas.

La dieta occidental

En este capítulo, la dieta figura como último factor de riesgo, precisamente por la gran importancia que tiene, tanto como promotora de la enfermedad como por su extraordinario poder protector. Realmente, se trata de un arma de doble filo. Por este motivo, este libro se centra en dar a conocer tanto sus efectos perjudiciales como sus virtudes. Para comenzar, este apartado expone su lado malo.

Alimentación y cáncer

Aparte del tabaco, se considera que la dieta es el primer factor responsable de la aparición del cáncer, pudiendo atribuirse a ella entre un 33 y un 40% del total de los diferentes tipos de tumores. Sin embargo, es curioso que muchos de nosotros relacionemos, sin dudarlo, el cáncer con el tabaco (lo que es muy cierto), pero, en cambio, no lo asociamos con la alimentación, cuando este factor puede influir igual o incluso más que el primero.

La primera evidencia sobre la relación entre alimentación y cáncer proviene de estudios experimentales en animales realizados en la década de los cuarenta. Más tarde, se empezaron a realizar los estudios epidemiológicos de los que se ha obtenido (y se sigue obteniendo) información muy valiosa en el campo de la nutrición. Este tipo de investigaciones comparan diferentes parámetros de salud en poblaciones diversas y, luego, analizan los resultados. De entre los hallazgos más importantes obtenidos gracias a estos estudios, destaca la clara asociación entre los alimentos más típicamente consumidos en las sociedades occidentales (grasas de origen animal y azúcares y harinas refinados) con la mayor incidencia de cánceres como el de mama, el colorrectal y el de próstata. Por otro lado, estos mismos estudios relacionan el consumo de alimentos vegetales como fruta, hortalizas, legumbres y cereales integrales con un menor riesgo de padecer dichas enfermedades.

No obstante, aunque ahora las investigaciones realizadas son muchas, los resultados son poco concluyentes. El principal problema que presentan las investigaciones en este campo es que la formación de un tumor suele ser un proceso que transcurre a lo largo de muchos años, por lo que establecer el momento del desarrollo tumoral en el que intervienen los alimentos, así como cuáles, en qué cantidad... resulta muy difícil. De todos modos, cada día surge un nuevo descubrimiento que conecta aún más los tumores con la dieta.

Fases de la evolución del cáncer

Recuerda que el desarrollo de un tumor maligno comienza cuando una célula sufre una alteración o mutación en su ADN celular (iniciación). Posteriormente, en presencia de agentes que favorecen su proliferación, dicha célula entra en fase de promoción y el tumor empieza a crecer. Finalmente, adquiere la capacidad para invadir otros tejidos y se expande (progresión).

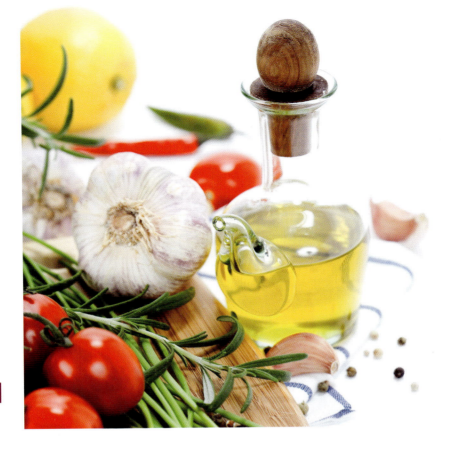

Alimentos con sustancias cancerígenas

A pesar de la dificultad para identificar el papel que desempeñan todos los componentes de un alimento, actualmente está correctamente demostrado que algunos de ellos, tanto de origen natural como artificial, contienen elementos potencialmente carcinogénicos capaces de alterar la información genética y dañar las células.

Algunos de los más comunes son los ahumados, curados o las salazones, así como los alimentos contaminados (aflatoxinas). Afortunadamente, una dieta rica en frutas y verduras también lo es en sustancias protectoras frente a los daños que pueden provocar los agentes cancerígenos de estos productos.

Por tanto, no hace falta ser un sabio para entender que nos conviene no abusar de este tipo de alimentos y, en el caso de comerlos, acompañarlos siempre por una buena ensalada (por ejemplo).

¿Qué son las nitrosaminas?

Los nitritos y nitratos están ampliamente distribuidos en los alimentos en concentraciones variables (los que más contienen son los vegetales y los embutidos). Estas sustancias, en principio, no son dañinas, pero durante la digestión se metabolizan en el hígado dando lugar a la formación de nitrosaminas. Estas últimas sí que son sustancias cancerígenas con capacidad potencial para lesionar al ADN.

La buena noticia es que en muchos casos se puede reducir o incluso eliminar el riesgo, gracias a algunas vitaminas, minerales u otras sustancias fitoquímicas que también forman parte de los alimentos vegetales. Por ejemplo, la vitamina C impide la formación de nitrosaminas, así como una sustancia (sulfuro de alilo) que se encuentra en el ajo.

Desequilibrio en el plato

Aparte de evitar los alimentos que pueden aportar sustancias nocivas, para gozar de buena salud es esencial que nuestra dieta sea variada, equilibrada y sana. Esto lo hemos oído mil veces, pero es posible que no nos hayamos parado nunca a reflexionar si realmente nuestra alimentación cumple con estos requisitos. La triste verdad es que actualmente nos dirigimos hacia una alimentación absolutamente contraria, es decir, monótona, desequilibrada y, por supuesto, nada sana.

Y no es de extrañar, ya que en las sociedades occidentales el acto de comer se valora meramente como medio para conseguir la energía y los nutrientes esenciales que el organismo necesita para sobrevivir. A diferencia de otras sociedades (que miman su nutrición porque la conciben como sinónimo de salud), nosotros no reflexionamos acerca de cómo pueden influir los alimentos que ingerimos diariamente en nuestra salud y bienestar. Por tanto, tampoco nos paramos demasiado a pensar y seleccionar los productos que más beneficios nos ofrecen.

En consecuencia, a menudo sobrevaloramos el consumo de productos de origen animal, ya que los percibimos como los alimentos más ricos y contundentes (probablemente por su riqueza en proteínas y grasa saturada) para saciar nuestras necesidades energéticas. Esto nos conduce a abusar de ellos y, por tanto, desequilibramos la balanza nutricional hacia un exceso de proteínas animales, grasas saturadas y calorías.

Dieta industrializada, alimentación procáncer

Pero aún hay más. Como es natural, la dieta ha cambiado sustancialmente a través de los siglos y sigue cambiando a causa de factores económicos y culturales, entre otros. Pero lo que realmente es preocupante es que, desde hace algunas décadas, nuestra alimentación se basa (consciente o inconscientemente) en un consumo abusivo de productos de muy mala calidad y desequilibrados. En efecto, se trata de los azúcares refinados, las harinas blancas y los aceites vegetales (girasol, maíz...) extraídos a temperaturas elevadas que alteran su composición.

Estos tres tipos de productos son todo lo contrario a alimentos equilibrados y completos, ya que carecen de los valiosos nutrientes que poseían en su origen y que necesita nuestro organismo para su equilibrio. Sin embargo, a pesar de su escaso valor nutricional, se encuentran en todas partes. Esto es una consecuencia de la industrialización que ha sufrido la alimentación, ya que la industria alimentaria no utiliza precisamente los mejores ingredientes en la amplísima gama de productos que comercializa para que formen parte de nuestra dieta. Muy al contrario, suele utilizar ingredientes de mala calidad, eso sí, muy baratos, que, aunque no son carcinogénicos, promocionan escandalosamente el crecimiento del cáncer.

- ● **Las harinas y azúcares refinados**

  Son muchos los científicos que avalan las dietas que tienen entre un 55 y un 65% de hidratos de carbono como más equilibradas y saludables. No obstante, también son abundantes los trabajos que otorgan un gran protagonismo a este tipo de nutriente en la génesis del cáncer. Entonces, ¿cómo se entiende esta contradicción?

Como nutrientes, los hidratos de carbono son la mejor fuente de energía de nuestra alimentación, por lo que, probablemente, sería un grave error eliminarlos de ella. Sin embargo, no todos son iguales: los hidratos de carbono que aporta un alimento completo como el arroz integral tienen un efecto muy diferente que los que proceden del arroz blanco (refinado). Lo mismo ocurre con el azúcar que aportan las frutas frescas a diferencia del azúcar refinado de mesa. Y, aunque entre estos alimentos existen muchas diferencias, la que más nos concierne por su implicación con el cáncer es su índice glucémico.

El índice glucémico

El índice glucémico es un parámetro que mide la capacidad de los hidratos de carbono para convertirse en glucosa tras el proceso de digestión. Alimentos con un índice glucémico elevado son el pan y las pastas de harinas refinadas, los cereales no integrales, las patatas, las galletas, la bollería y los dulces, los azúcares y los refrescos azucarados.

—El índice glucémico y el cáncer

Tras ingerir alimentos con el índice glucémico alto, aumenta de forma rápida y brusca el nivel de glucosa de la sangre y, en consecuencia, el páncreas comienza a producir insulina en una cantidad considerable. Esta hormona se encarga de distribuir el azúcar a todas las células para que éstas lo utilicen como fuente de energía.

Pero, al mismo tiempo, la insulina estimula la síntesis de otra molécula, el factor de crecimiento similar a la insulina de tipo 1 (IGF-1), cuya misión es estimular el crecimiento celular, además

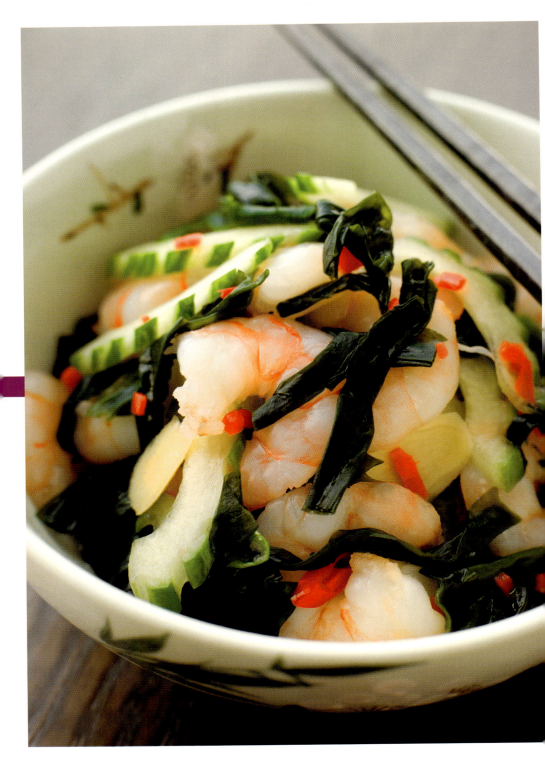

de tener un fuerte efecto mutagénico. Por tanto, sea directa o indirectamente, la acción que ejerce la insulina tiene un efecto promotor del desarrollo del cáncer. Tal es su importancia, que se sospecha que la hiperinsulimenia (niveles de insulina elevados) puede ser el origen de la asociación existente entre el cáncer y factores como la obesidad.

En consecuencia, se puede afirmar que las dietas con demasiados hidratos de carbono refinados (azúcar y harinas blancas) podrían tener asociado un mayor efecto cancerígeno, a través de una mayor producción de IGF-1 y de insulina.

Además, si tenemos en cuenta que las células tumorales, debido a su mayor actividad metabólica, necesitan un mayor aporte energético, el hecho de disponer de más glucosa podría ser también un factor favorecedor del desarrollo tumoral. Por tanto, no es una locura pensar que los azúcares y harinas refinadas, de índice glucémico elevado, nutren las células tumorales y favorecen que crezcan más deprisa.

- **El boom de los omega-6**

Los ácidos grasos son componentes estructurales presentes en todo ser viviente, plantas y animales. Pueden ser saturados e insaturados y dentro de estos últimos se distinguen los monoinsaturados y los poliinsaturados. Entre los monoinsaturados destaca el ácido oleico, componente principal del aceite de oliva, y muy recomendable para la salud. Los omega-6 y los omega-3 pertenecen a los poliinsaturados.

El ácido linoleico y el araquidónico son omega-6. El primero se encuentra en los frutos secos y, sobre todo, en los aceites de semillas (especialmente de girasol, maíz y soja). Los alimentos que contienen grasas de origen animal proporcionan cantidades apreciables de ácido araquidónico.

En cuanto a los ácidos grasos omega-3, los más importantes para el organismo son el alfa-linolénico, eicosapentaenoico (EPA) y docosahexaenoico (DHA). El primero se encuentra en los aceites de lino, colza y canola, así como en las nueces. El EPA y DHA están presentes en animales acuáticos (peces y mariscos) y en varias algas marinas.

Pues bien, aunque tanto los omega-6 como los omega-3 son necesarios para conservar un buen estado de salud, hoy se insiste encarecidamente en la necesidad de aumentar el consumo de alimentos ricos en omega-3. El motivo es la gran deficiencia de omega-3, en relación con los omega-6, que presenta la dieta actual, a diferencia de la de nuestros antepasados.

Hace 200 años, cuando la caza y la pesca eran el medio de alimentación fundamental, la dieta del hombre tenía una relación omega-6 / omega-3 de 1-2 / 1, mientras que ahora es de 20-30 / 1. Salta a la vista lo mucho que dista del equilibrio la relación entre ambas grasas. (La recomendación actual es de una relación de 4/1 o, incluso, menor).

—El abuso de los aceites de semillas

El incremento de los ácidos grasos omega-6 es una consecuencia directa del alto consumo de los aceites de semillas (girasol, maíz, soja...), especialmente ricos en este tipo de nutriente. Como estos productos se caracterizan por su ausencia de colesterol y grasas saturadas, hace algunos años se promocionó su consumo de cara a la prevención de la aterosclerosis y las enfermedades cardiovasculares. El objetivo era sustituir alimentos ricos en grasas saturadas (como la mantequilla o la manteca), las cuales están asociadas con el desarrollo de las enfermedades mencionadas, por productos con un alto contenido en grasas insaturadas. No obstante, actualmente, los ácidos grasos omega-6 no sólo los obtenemos a través de los aceites vegetales, sino que los huevos, carnes rojas y aves, que no proceden de ganadería ecológica, también son fuentes de este tipo de grasas. Esto se debe a que la industrialización de la ganadería ha conducido a que los animales sean alimentados con piensos de maíz, soja y otros granos ricos en omega-6.

Por último, la producción de pescado en cultivos (donde a los peces también se les alimenta con piensos ricos en omega-6), y la reducción de la pesca oceánica por el agotamiento de las especies, también disminuyen el consumo de omega-3 con el consecuente incremento del índice de omega-6/ omega-3 de la dieta moderna.

—Consecuencias del desequilibrio

Los ácidos grasos omega-3 y omega-6 son componentes primordiales de las membranas celulares. Resultan necesarios para el crecimiento y la reparación de las células y son precursores de muchas otras sustancias del organismo, responsables de regular la presión arterial, la respuesta inflamatoria o la coagulación sanguínea.

A través de la membrana celular se establecen las comunicaciones intercelulares y sus funciones variarán de acuerdo con el tipo de ácido graso que predomine en ella. En función del tipo de grasa que predomine en la dieta, las membranas celulares estarán formadas por unos u otros.

Los omega-6 son los precursores de determinadas sustancias relacionadas con la inflamación (eicosanoides, prostaglandina E2, tromboxano A2 y leucotrieno B4). Por tanto, tienen un efecto proinflamatorio, lo que está demostrado que favorece el desarrollo del cáncer. En cambio, los omega-3 ejercen un efecto antiinflamatorio. Además del posible papel que desempeñan en la prevención de algunos tipos de cáncer, estos últimos ácidos grasos contribuyen a prevenir las enfermedades cardiovasculares y parece que influyen positivamente sobre la respuesta inmunitaria.

Si reflexionamos sobre la importancia de la célula y su membrana en todas las funciones del organismo, visto como un todo, es fácil comprender por qué el hecho de consumir uno u otro tipo de ácido graso puede tener repercusiones muy serias en nuestra salud.

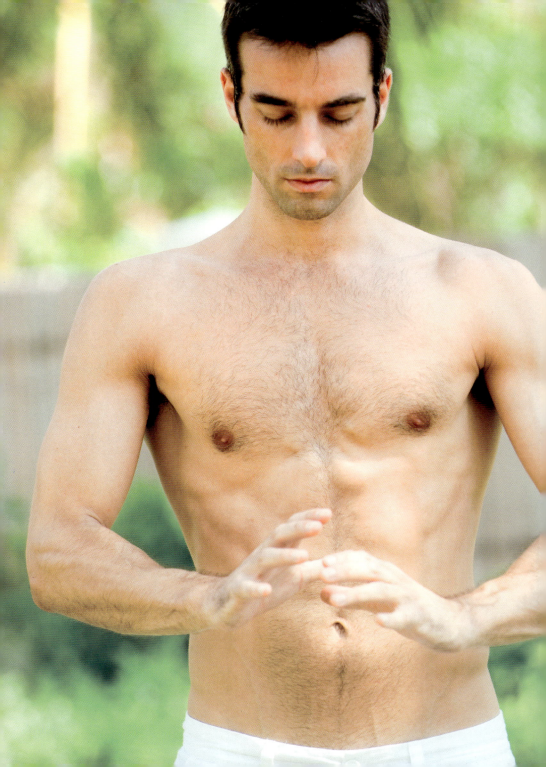

La prevención del cáncer.
Mente positiva y ejercicio

La mejor estrategia contra el cáncer es la prevención y para prevenir es básico saber cómo hacerlo. Ante todo, debemos tener en cuenta que para lograr una protección eficaz es necesario abordar todos los frentes, sin descuidar ninguno, por lo que fijarse y corregir un sólo factor de riesgo o un sólo agente protector no tiene sentido.

Para empezar, es fundamental reducir los factores de riesgo evitables que hemos examinado en el capítulo anterior y adoptar un estilo de vida saludable que, además de rechazar la constante exposición a los agentes cancerígenos, potencie la protección mediante el ejercicio físico y el descanso reparador. Del mismo modo, mantener una mente positiva y optimista y el control del estrés son elementos importantes, ya que cada vez está más claro el gran peso que tienen sobre la salud de nuestras defensas. Recuerda que el sistema inmunitario del organismo es nuestro mejor escudo para prevenir y combatir la enfermedad, por lo que es esencial fortalecer su función.

A continuación, vamos a revisar factores clave de la prevención que conciernen a nuestra actitud mental y al estilo de vida. Dada la importancia que tiene la dieta como agente preventivo en la lucha contra el cáncer, el capítulo siguiente se centra en ella.

Mente sana

La relación entre el cerebro, las emociones y el sistema inmune ha abierto un nuevo ámbito de investigación denominado "psico-neuroinmunología" (para adquirir más información acerca de este tema puedes consultar alguna de las publicaciones que tratan de él). Esta rama de la ciencia estudia como nuestras células inmunitarias están conectadas de alguna manera con el cerebro, bien por medio de una relación directa con el sistema nervioso, bien por medio de sustancias químicas mensajeras (neurotransmisores y hormonas). Dada la importancia del sistema inmunológico en la defensa contra el cáncer, los factores psicológicos también serán esenciales en esta campaña.

Por ahora, se ha podido demostrar que los sentimientos positivos como la alegría y el optimismo potencian la función del sistema inmune, mientras que los negativos como la tristeza, el pesimismo o el estrés tienden a debilitarlo.

Vivir con optimismo

La psiconeuroinmunología ha mostrado que una actitud mental positiva es un factor preventivo que disminuye el riesgo de desarrollar un tumor. No obstante, mientras que el optimismo favorece la salud, existen algunas investigaciones que evidencian que los sentimientos de impotencia y desesperanza afectan negativamente al sistema inmunológico. Estas emociones negativas reducen la actividad de las células naturales asesinas (NK) y debilitan los mecanismos naturales del organismo dirigidos a reparar el ADN celular dañado.

Pues bien, una de las mayores diferencias que existe entre los optimistas y los pesimistas es la forma que tienen para autoexplicarse los acontecimientos a los que se enfrentan a lo largo de su vida. Por ejemplo, aunque ambos se encuentran con los inevitables reveses que conlleva el hecho de vivir, los primeros son capaces de superarlos y seguir adelante, mientras que los segundos pueden anclarse y derrumbarse ante ellos. Esto quiere decir que la actitud con la que encaramos los infortunios que se nos presentan en el día a día va a tener un peso importante en nuestra salud y calidad de vida.

El humor, la risa, el altruismo... son algunos de los métodos que ayudan a mantener una actitud más positiva frente a las adversidades de la vida y, en consecuencia, contribuyen a mantenernos sanos. Pero, además, existen una serie de pautas basadas en la psicología cognitiva muy eficaces para cambiar los pensamientos negativos por positivos ante cualquier circunstancia de la vida, y así evitar el pesimismo, el sentimiento de impotencia y el sentimiento de angustia. Por tanto, si eres una persona negativa, una buena opción para ganar salud es recurrir a la ayuda de una terapia psicológica para "aprender a ser optimista".

La risa terapéutica

Cuando reímos, potenciamos nuestras defensas naturales. La risa provoca que nuestro organismo segregue endorfinas (exactamente, encefalinas), que son unas sustancias capaces de estimular la función de los linfocitos del sistema inmune, además de ejercer otras actividades como, por ejemplo, calmar el dolor. Asimismo, estos compuestos juegan un papel fundamental en el equilibrio de nuestro estado anímico. En consecuencia, la risa tiene un impacto, tanto físico como psicológico, muy positivo en nuestra salud, por lo que es un hábito que nos conviene practicar cada día

Adiós al estrés

El estrés es una de las situaciones más frecuentes a la que nos enfrentamos diariamente. Las presiones laborales, las disputas familiares, los problemas económicos... son algunos de los factores estresantes más habituales, al igual que lo son estímulos como la exposición al frío o al calor, las toxinas del medio ambiente, los traumas físicos y, por supuesto, las reacciones emocionales fuertes.

Es cierto que una dosis moderada de tensión tiene un efecto positivo, ya que nos estimula y motiva para seguir adelante con nuestra vida. Pero, lamentablemente, muchas veces las exigencias diarias a las que estamos sometidos se nos acumulan, de manera que el estrés nos supera.

La respuesta del organismo a esta tensión provoca un incremento de las hormonas de las glándulas adrenales, como la adrenalina y el cortisol, las cuales, entre otras funciones, disminuyen la formación de los glóbulos blancos del sistema de defensa natural. Por este motivo, este factor psicológico tiene un efecto tan devastador sobre la función inmunológica. De hecho, es uno de los aspectos más estudiados por la psiconeuroinmunología.

Y, a pesar de los problemas metodológicos que tienen muchas de las investigaciones que intentan demostrar la influencia del estrés sobre el cáncer, los resultados obtenidos señalan cada vez con mayor rigor que efectivamente se encuentra asociado tanto en la aparición como en el desarrollo de esta enfermedad. En consecuencia, para prevenir el desarrollo tumoral es esencial aprender a controlar la tensión emocional.

La ayuda de la fitoterapia

El uso de ciertas plantas medicinales puede ser muy útil en las primeras manifestaciones del estrés. Algunas de las más indicadas por su efecto tranquilizante son la valeriana, la pasiflora y la tila. También constituyen un buen recurso las plantas adaptógenas como el ginseng y el eleuterococo.

• **Cambios en la conducta**
Además de los efectos fisiológicos negativos que conlleva, a menudo el estrés conduce a un cambio nocivo de la personalidad, tanto para uno mismo como en la relación con los demás. Es frecuente que la persona estresada adopte una actitud evasiva que trae la aparición de comportamientos que, aunque de forma transitoria resuelven o eliminan la angustia, a la larga la agravan. Suelen ser conductas perjudiciales para la salud de tipo adictivo, como el consumo de tabaco o alcohol, patrones de alimentación inadecuados, la adicción al trabajo...

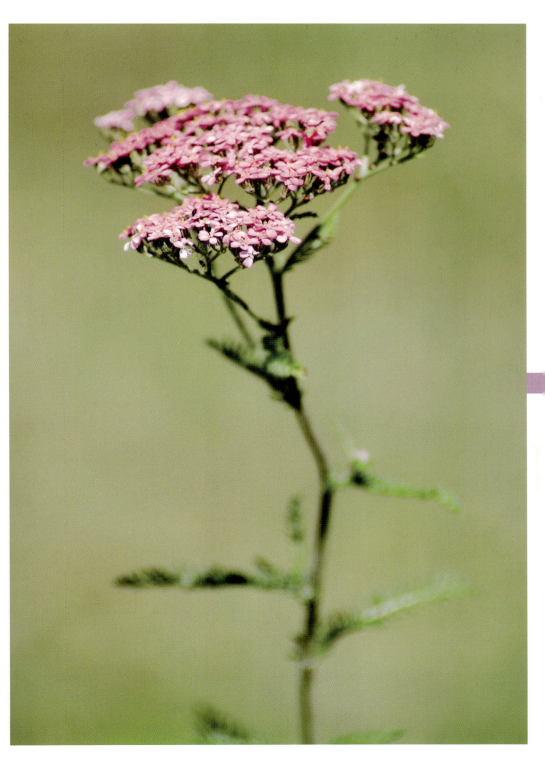

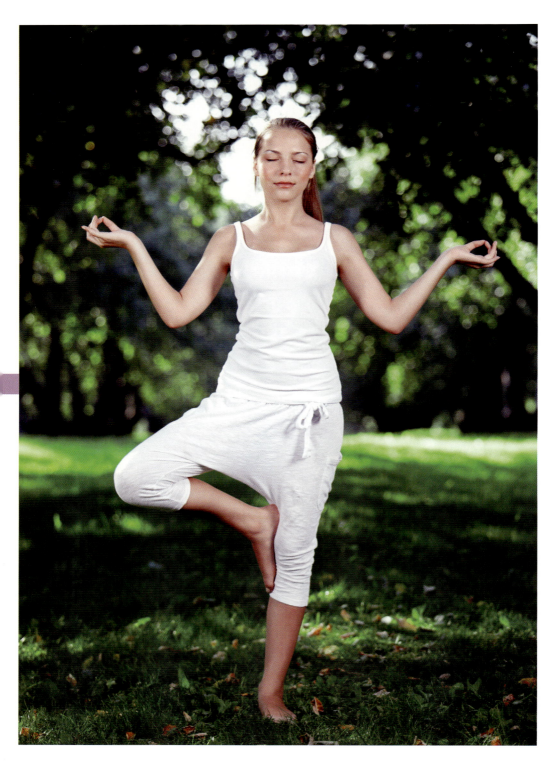

Calma y serenidad

Aprender a calmar la mente y el cuerpo es sumamente importante para combatir el estrés y ganar calidad de vida y salud. Algunos expertos han analizado los efectos de la relajación en el sistema inmune de pacientes oncológicos y han observado que un entrenamiento continuado en relajación afecta positivamente a la función del sistema defensivo del organismo.

Entre los métodos más sencillos para este propósito se encuentran los ejercicios de relajación cuyo objetivo es generar una respuesta fisiológica positiva (respuesta de relajación) que se contrapone al efecto devastador del estrés.

• Técnicas de relajación

La finalidad de las técnicas de relajación es contrarrestar los efectos negativos del estrés mediante la reacción opuesta: la relajación. Aunque es cierto que todos nos podemos relajar con sólo dormir, viendo la televisión o leyendo un libro, estas prácticas están específicamente diseñadas para producir un efecto positivo.

Ante el estrés, en nuestro organismo dominan las funciones del sistema nervioso simpático, que estimula las glándulas suprarrenales, aumenta la fuerza del latido del corazón... Sin embargo, con la relajación el que impera es el parasimpático (controla funciones como la digestión, la respiración...). Aunque el simpático está diseñado para protegernos contra el peligro inmediato, el segundo lo está para reparar, mantener y restaurar el cuerpo.

Técnicas como la meditación, la relajación progresiva, la visualización, la biorretroalimentación... son eficaces para conseguir relajarnos conscientemente. El método que elijamos depende de cada uno, ya que es algo totalmente personal. Lo que sí resulta fundamental es reservar de 5 a 10 minutos cada día para realizar la práctica preferida. Además, estas sesiones nos recuerdan cómo respirar de una manera sosegada y serena. Y, cuando estamos estresados, simplemente el hecho de inspirar y exhalar con calma puede relajarnos eficazmente.

La relajación progresiva

Una de las técnicas más populares es la relajación progresiva, según la desarrolló Jacobson. Este sencillo procedimiento consiste en contrastar la tensión muscular y la relajación. Para ello, se contrae enérgicamente un músculo durante uno o dos segundos y luego se relaja. Después de realizar esta acción progresivamente con todos los músculos del cuerpo, se obtiene un profundo estado de relajación.

- **Respiración abdominal profunda**

La propia respiración es algo en lo que no solemos pensar; nos limitamos a inspirar y exhalar automáticamente, sin pensar que la manera en que tomamos aire está íntimamente relacionada con la tensión de nuestro organismo.

Pues bien, para conseguir un buen estado de relajación es fundamental aprender a respirar con el diafragma. Al utilizar este músculo, literalmente activamos los centros de relajación del cerebro.

La respiración abdominal profunda

Este tipo de respiración consiste sencillamente en llenar de aire los pulmones al máximo, algo que muy pocas personas hacen.

Aprender es muy sencillo, sólo requiere algo de paciencia y atención. Para empezar, has de estar cómodo, sentado o tumbado, en un entorno tranquilo. Coloca una mano sobre el abdomen para que puedas notar cómo se eleva al inspirar (el abdomen se hincha). Inspira lentamente mientras cuentas hasta cinco. Luego, exhala despacio, soltando el aire por la boca, mientras cuentas de nuevo hasta cinco. Repítelo varias veces, sin dejar de ser consciente del ritmo de tu respiración.

Esta práctica es extremadamente sencilla y vale la pena realizarla para acostumbrarse a respirar de esta forma.

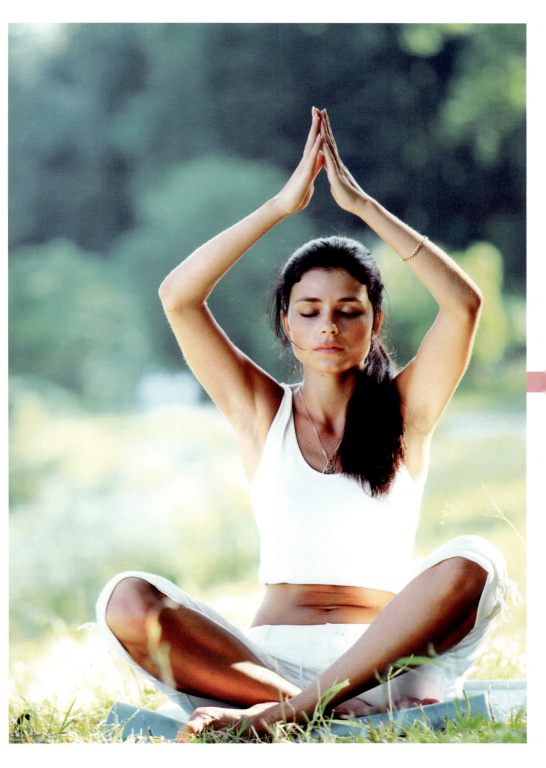

Estilo de vida saludable

Muchos de nosotros aplazamos para un mañana que nunca llega el mejorar la calidad de nuestra vida actual. Sin embargo, después de la lectura del capítulo anterior, no es difícil adivinar que adoptar un estilo de vida saludable no puede esperar, ya que no sólo reduce el riesgo de cáncer, sino que también disminuye la posibilidad de padecer otras muchas enfermedades y nos otorga mayor vitalidad y bienestar. Por tanto, realmente merece la pena pararnos a observar nuestros hábitos cotidianos y reflexionar acerca de qué costumbres nos convendría cambiar.

Dentro de los hábitos sanos que intervienen activa y eficazmente en la mejora de la salud, las pautas dietéticas ocupan un lugar primordial, por lo que, como ya se ha mencionado, las revisaremos detalladamente en el capítulo siguiente. Otro punto clave es dejar de fumar inmediatamente. Es cierto que para algunas personas puede resultar difícil, pero no es imposible. Eso sí, implica un esfuerzo personal que requiere tiempo y una firme decisión, ya que para abandonar el tabaco lo más importante es la motivación del fumador. Asimismo, la práctica regular de alguna actividad física (de intensidad moderada) y dormir el tiempo suficiente son básicos para disfrutar de una vida saludable. Estos dos últimos factores se detallan a continuación.

El ejercicio físico te protege de la enfermedad

A menudo asociamos el ejercicio sólo con un medio para controlar o perder peso y verse mejor, lo que está muy bien. Pero los beneficios que ofrece la práctica regular de una actividad física van mucho más allá, ya que es una de las claves para gozar de buena salud y vivir más.

El impacto positivo del deporte ante las enfermedades cardiovasculares y otras muchas está demostrado. Asimismo, este hábito es un remedio eficaz para mantener un estado de ánimo positivo y combatir el estrés, la depresión y otras situaciones negativas. Pero, además, ya se disponen de algunos estudios que evidencian que su práctica regular desempeña un papel importante en la prevención de ciertos tipos de cáncer.

Concretamente, numerosas investigaciones demuestran que las personas que practican deporte corren menos riesgo de desarrollar cáncer de colon (un 50% menos) que las sedentarias. Este impacto positivo se ha observado en hombres y mujeres, aunque especialmente en los primeros. Del mismo modo, también disponemos de datos que confirman que las mujeres que hacen ejercicio regularmente tienen un riesgo menor de cáncer de mama (entre el 30-40% menos) que las que no lo hacen.

En cuanto a los mecanismos mediante los cuales la actividad física regular protege ante el desarrollo de tumores, aún no se conocen con certeza. De todos modos, se sospecha que la protección que confiere al organismo puede deberse a los efectos positivos que ejerce sobre el sistema inmunitario. Asimismo, no hay que olvidar que el ejercicio físico ayuda a prevenir el sobrepeso y la obesidad, ambos factores de riesgo para esta enfermedad.

• **¿Qué cantidad de ejercicio es suficiente?**

Las investigaciones realizadas por ahora señalan que el ejercicio de intensidad ligera o moderada estimula las defensas naturales, mientras que la actividad de alta intensidad puede producir el efecto contrario. En consecuencia, caminar, bailar, practicar yoga o tai chi... puede tener un impacto más beneficioso que ejercicios de mayor intensidad como el footing o el tenis.

El motivo es que el deporte intenso está asociado a una mayor formación de radicales libres que pueden lesionar las células, por lo que para prevenir el cáncer no es conveniente. En cambio, una actividad suave y constante permite al organismo adaptarse con facilidad y, a la larga, nuestro cuerpo se vuelve más fuerte y resistente.

En consecuencia, una buena meta podría ser caminar todos los días por lo menos media hora y practicar otra actividad suave durante una hora, tres veces a la semana.

- **El yoga y el tai chi**

Las mejores prácticas para estimular la función inmunológica son el tai chi y el yoga. En efecto, algunos estudios han demostrado que la función inmunológica se incrementa significativamente (incluida la actividad de las células asesinas naturales NK) con la práctica de los ejercicios que proponen estas técnicas orientales. Ambas prácticas son una actividad física suave y relajan

El tai chi es un arte marcial chino en el que se realiza una secuencia de movimientos fluidos con la finalidad de alcanzar la unión de la conciencia y el movimiento corporal. Al final de la sucesión de posturas se logra una sensación de armonía y serenidad muy beneficiosa.

Por su parte, el yoga también persigue el desarrollo de la conciencia personal y es útil para mantener, recuperar y aumentar la salud física y mental. Su impacto positivo sobre el sistema inmunitario es similar al del tai chi.

El sueño reparador

Existe la creencia generalizada de que dormir es una pérdida de tiempo. Pero nada más lejos de la realidad, puesto que el sueño es un periodo de descanso fundamental para vivir más y mejor.

Este proceso es una situación fisiológica natural del organismo, en la que se produce una pérdida reversible de la conciencia y de la actividad motora. Durante el sueño la cantidad de estímulos que procesa la corteza cerebral es mínima, lo que va a favorecer que se activen los mecanismos reparadores de la actividad celular que ha tenido lugar durante la vigilia. Además, durante el descanso nocturno actúan los activadores más potentes del sistema inmunológico.

Por tanto, no dormir, descansar menos horas de las necesarias o hacerlo mal, no sólo nos convierte en personas cansadas e irritables sino que también nos puede provocar serios problemas de salud. No en vano, un ser vivo puede aguantar más tiempo sin comer que sin dormir.

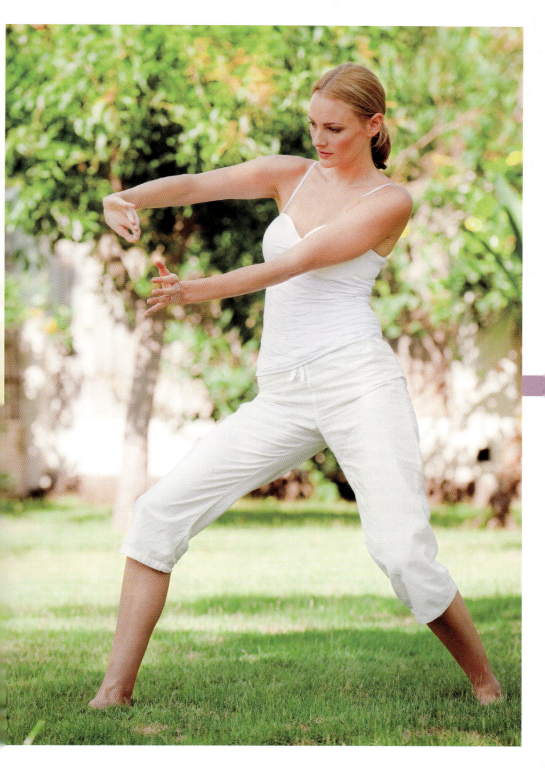

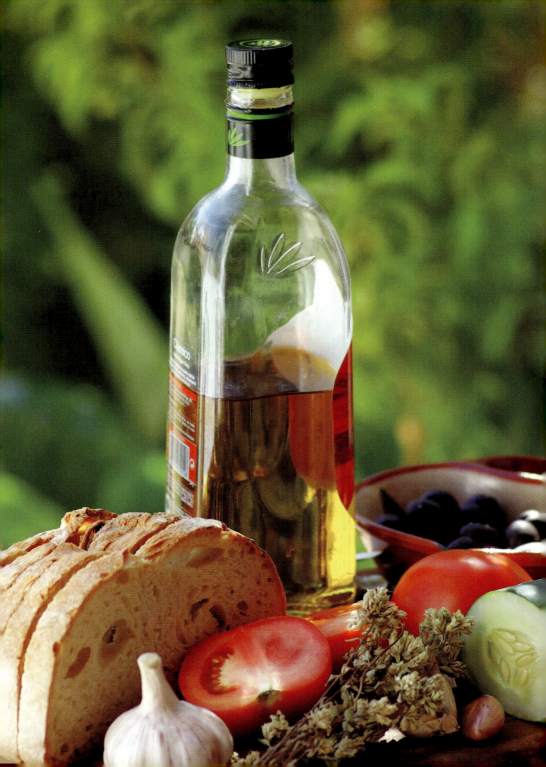

La dieta anticancerígena

No cabe la menor duda de que una dieta sana y equilibrada es un pilar fundamental para gozar de buena salud. De hecho, cada vez disponemos de más datos científicos que confirman que existen alimentos marcadamente protectores frente a muchos tipos de cáncer, como las frutas y las verduras. Asimismo, está ampliamente demostrado que algunos hábitos alimentarios (las dietas muy calóricas o ricas en grasa mala, azúcar y proteínas, el exceso de carne, el abuso del alcohol...) constituyen factores dañinos que aumentan el riesgo de desarrollar muchas enfermedades, incluida el cáncer, por lo que bien vale la pena alejarnos de ellos.

No en vano, en 1989, cuando se celebró el Año Europeo de Información contra el Cáncer, de la lista de medidas a tomar para prevenirlo, cinco se referían a la alimentación.

No esperes y toma la iniciativa ya

En algunas ocasiones, cuando consultamos con nuestro médico sobre qué medidas podemos tomar para prevenir el cáncer, no solemos obtener una respuesta clara y concreta. Tan sólo nos recomienda que dejemos de fumar (la relación tabaco y cáncer está ampliamente demostrada y divulgada) y, probablemente por carecer de formación nutricional, no nos menciona la alimentación cómo método preventivo ante esta enfermedad.

Es cierto que no resulta nada fácil determinar con exactitud la relación entre la alimentación y el cáncer. Los hábitos alimentarios son muy distintos de unas personas a otras, y también lo es el modo en que cocinamos y conservamos los alimentos. Si además tenemos en cuenta que existen factores, como nuestra genética, el tabaco u otras sustancias a las que estamos expuestos, ya intuimos que realmente no es tan sencillo determinar dicha relación.

Sin embargo, cada día existe un mayor número de datos epidemiológicos que nos dan pistas muy claras acerca de qué alimentos ayudan al organismo a fortalecerse y defenderse y cuales le perjudican. Si esto le añadimos que la ausencia de toxicidad de los alimentos protectores está avalada por los miles de años en que han servido de sustento a las diferentes poblaciones, no resulta arriesgado aventurarnos a probar los beneficios de dichos alimentos.

Por tanto, como un tumor tarda algún tiempo en desarrollarse, no valen las excusas para que empecemos a adquirir un mejor conocimiento de los alimentos que reducen el riesgo de esta enfermedad. De esta manera, aunque no nos lo haya indicado nuestro médico, sabremos qué hábitos saludables adoptar a la hora de sentarnos a la mesa.

Sigue las recomendaciones

Cada día son más frecuentes las recomendaciones dietéticas orientadas a la prevención del cáncer. Éstas se basan en una alimentación equilibrada que incluya abundantes alimentos de origen vegetal. Creamos o no en ellas, lo que es seguro es que no nos van a perjudicar. Todo lo contrario, muy probablemente si las seguimos conseguiremos mejorar nuestra salud en general.

Empieza por añadir más frutas y verduras a tu dieta

La campaña lanzada por el Ministerio de Agricultura, Pesca y Alimentación, con la aprobación de la OMS (Organización Mundial de la Salud) y de la FAO (Organización para la Alimentación y Agricultura), que consiste en el lema "cinco al día", pretende estimular el consumo de frutas y verduras en beneficio de la salud. Conseguir este objetivo es fácil, ya que se alcanza simplemente con añadir

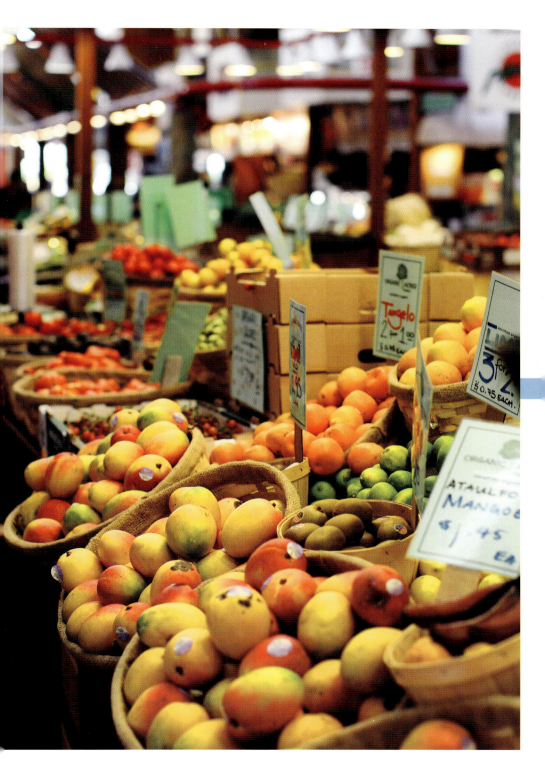

algo de verdura como primer plato o ingrediente de los segundos, una ensalada y tres piezas de fruta al día.

Y es que este tipo de alimentos están provistos de multitud de compuestos fitoquímicos beneficiosos (en los capítulos 6 y 7 están ampliamente detallados los compuestos vegetales protectores y sus funciones). No es de extrañar que habitualmente aparezcan seña-lados como un consistente factor de protección frente a la mayoría de los tumores.

Pero, evidentemente, es absurdo pretender que con el hecho de comer un sólo vegetal con propiedades anticancerígenas, aunque sea todos los días, se pueda prevenir el cáncer. No obstante, lo que sí resulta muy eficaz es realizar las modificaciones que sean necesa-rias en nuestra dieta para que ésta sea todo lo variada posible, con la incorporación diaria de diferentes alimentos anticancerígenos. Por supuesto, también ha de carecer de los factores alimentarios que promueven el desarrollo de esta enfermedad. En consecuencia, incrementar el consumo de frutas y verduras hasta al menos cinco porciones al día, realmente, es un paso hacia la salud, pero si son más mucho mejor.

Si toda la población aumentara el consumo de frutas, verduras y hor-talizas hasta alcanzar simplemente los 600 gramos al día, se reduciría muy significativamente el riesgo de desarrollar un tumor, además de prevenir muchas otras dolencias propias de nuestra sociedad actual, como por ejemplo las enfermedades cardiovasculares.

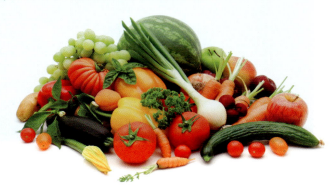

Las verduras, ¿mejor crudas o cocinadas?

A las verduras y hortalizas no se les ha de considerar como un simple complemento de otros platos más fuertes sino, más bien, al contrario. Estos alimentos deberían ser los componentes principales de una dieta realmente sana y equilibrada. Constituyen una auténtica farmacia vegetal por su riqueza en minerales, vitaminas, fibra y elementos fitoquímicos indispensables para la salud. Por eso, además de nutrirnos, nos protegen eficazmente de la enfermedad.

Lo ideal es consumir como mínimo dos raciones diarias, una de ellas en crudo, y aprovechar las variedades que ofrece la temporada, ya que éstas son las más potentes (en cuanto a su mayor concentración de sustancias bioactivas) y sabrosas.

Este tipo de alimentos ofrece la doble ventaja de poderse comer crudos o cocinados, por lo que tienes muchas más opciones para variar tus platos. No obstante, crudas es como se aprovechan mejor todas sus propiedades (a excepción de algunos carotenoides, como el licopeno, que se absorben mejor cuando están cocinados con un poco de aceite), ya que una parte de las vitaminas hidrosolubles (la C y el complejo B), algunos minerales y ciertos componentes fitoquímicos se pueden perder o deteriorar durante el proceso culinario.

Pero las verduras crudas, a pesar de ser una verdadera fuente de salud, no gustan a todo el mundo. Por eso, aunque al cocinarlas pierdan parte de su arsenal nutritivo y terapéutico, es mucho mejor comerlas cocinadas que no hacerlo. No olvides que incluirlas en la dieta ofrece variedad por su diversidad de sabores, colores y texturas y además, son la mejor opción para aligerar los platos, lo que va de maravilla para mantener el peso.

Frutas y hortalizas ofrecen color, sabor y textura a todos los platos y, además, aportan muy pocas calorías

- **Vegetales, siempre en el plato**

  Puedes incluir verduras y hortalizas en tu dieta de mil maneras: en ensaladas (tanto crudas como cocinadas), como guarnición, en sopas, trituradas en cremas, estofadas, salteadas, licuadas en zumos... Eso sí, no olvides que para que estén realmente sabrosas y, por tanto, no te aburras de ellas es básico que las condimentes a tu gusto. Para ello, el mejor recurso es utilizar hierbas aromáticas, ajo, limón.... Todos ellos son condimentos que además de aroma y sabor aportan múltiples beneficios terapéuticos. El aceite de oliva es la mejor grasa que existe para la salud, pero si tienes sobrepeso no utilices más de una cucharada sopera para cocinar o aderezar tus verduras.

¿Cómo cocinarlas?

Los métodos de cocción con los que las frutas y hortalizas perderán menos nutrientes y sustancias fitoquímicas son el hervido al vapor o en una olla a presión y el papillote. Si prefieres saltearlas, utiliza siempre aceite de oliva.

Para minimizar la pérdida de sustancias bioactivas, al cocer las verduras en agua puedes seguir los siguientes consejos:

- Usa la menor cantidad de agua posible.
- Añade las verduras cuando el agua rompa a hervir y no mientras se calienta.
- Haz cocciones cortas. Es mucho mejor que dejes los vegetales un poco enteros.
- Nunca mantengas las verduras en el agua una vez terminada la cocción.
- No las trocees demasiado.

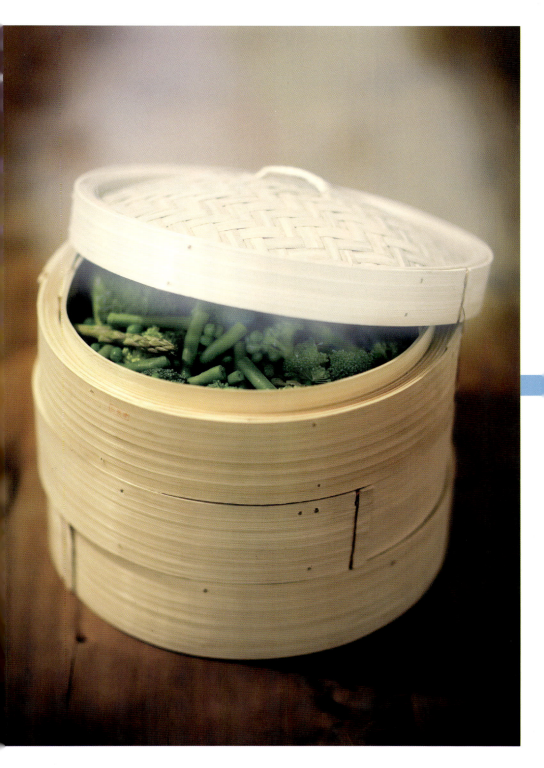

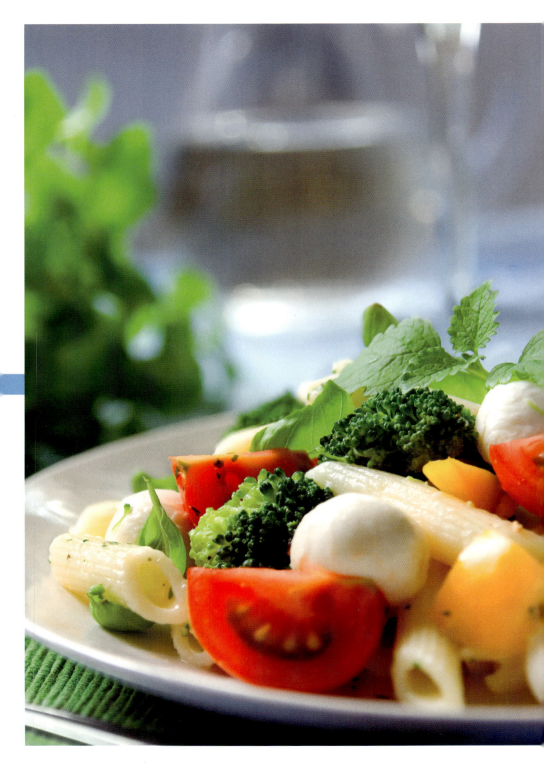

Ensaladas multicolor

Tanto en invierno como en verano, empezar las comidas con una ensalada es una idea inteligente y eficaz para prevenir cualquier enfermedad. El secreto para elaborar un plato sabroso y muy sano reside en saber seleccionar los ingredientes. Para ello, una buena guía son los colores. En efecto, a más colorido, mayor variedad de fitonutrientes que actuarán a diferentes niveles en la prevención.

La importancia del colorido se debe a que muchas de las sustancias bioactivas que ofrecen los vegetales, en realidad, son los pigmentos responsables de su color. Por ejemplo, la clorofila confiere el intenso color verde de muchas verduras, así como el licopeno es el que otorga el llamativo color rojo al tomate o los pimientos.

Las verduras y hortalizas combinan con casi todo y ofrecen multitud de posibilidades decorativas porque aportan una gran gama de colores, formas y sabores. Con un poco de imaginación y cuidando la presentación puedes transformar una sencilla ensalada en un plato muy atractivo y elegante, tanto desde el punto de vista gastronómico como desde el nutricional y terapéutico. Recuerda que los vegetales que compongan la ensalada estarán en su mejor momento si son de temporada.

Hortalizas y frutas de colores

El blanco, el verde, el rojo, el naranja, el amarillo y el morado son los colores que no deben faltar en una ensalada completa y repleta de salud.

- **blanco:** ajos, cebollas, cebolletas, escalonias, puerros, coliflor...
- **verde:** brócoli, berros, escarola, lechuga, cogollos de Tudela...
- **rojo:** tomate, pimiento rojo, rábano...
- **anaranjado:** calabaza, zanahoria, papaya...
- **amarillo:** maíz, limón...
- **morado:** arándanos, remolacha, col lombarda, berenjena...

Pela todos los vegetales

Los alimentos vegetales que no proceden de agricultura ecológica suelen contener restos de pesticidas en mayor o menor medida. Estos compuestos (de origen químico o biológico) se utilizan para erradicar las posibles plagas (de bacterias, hongos, ácaros, gusanos...) que amenazan las cosechas. Pero presentan el gran inconveniente de que son sustancias muy tóxicas para el ser humano. Por este motivo, su uso está regulado muy exhaustivamente por las autoridades sanitarias.

De todos modos, aunque es cierto que algunas frutas y verduras (no ecológicas) pueden contener pesticidas, el potente efecto preventivo de los fitonutrientes anticáncer que también contienen supera con creces cualquier otro problema. Por tanto, si puedes comprar estos productos "ecológicos", ¡perfecto! Pero, si esto no te resulta posible, consúmelos igualmente. Ahora bien, si no son de procedencia ecológica, siempre debes pelar tanto la fruta como la verdura.

Menos calorías

Ajustar la ingesta calórica al gasto de energía es esencial para gozar de buena salud. Y lo más fácil y saludable para reducir calorías de una manera drástica es mantenerse bien lejos de la "comida basura".

En efecto, consumir patatas fritas, comida rápida frita (hamburguesas, salchichas, alitas de pollo...), aperitivos salados preparados, platos precocinados, refrescos, galletas y bollería, golosinas... de forma habitual es absolutamente contrario a la idea de alimentarse de forma sana y equilibrada. Este hábito conduce directamente a la obesidad y, por supuesto, no es nada recomendable para prevenir ni el cáncer ni otras muchas enfermedades, ya que estos alimentos son verdaderamente insanos.

La ingesta de patatas fritas, precocinados, bollería, refrescos... conduce a la obesidad

Para gozar de buena salud es fundamental que este tipo de comida no forme parte de nuestra dieta habitual, ni como tentempié ni mucho menos como plato principal. Estos productos contienen demasiado azúcar, grasas indeseables, sal y aditivos, por lo que realmente son una bomba energética y apenas ofrecen nutrientes de interés. Muchos de ellos sólo contienen "calorías vacías" a base de azúcares y grasas saturadas que no sacian pero hacen ganar kilos (y perder salud) y, lo peor de todo, ocupan el lugar de los alimentos cuyos nutrientes realmente trabajarían en nuestro beneficio.

El ajetreado ritmo de vida actual es el responsable de que muchas personas lleguen a casa cansadas y estresadas y, por supuesto, sin ganas de dedicar tiempo a la cocina para luego sentarse a la mesa y comer con serenidad. Pero la solución no se encuentra en recurrir a la comida rápida. La tendencia cada vez más acusada de consumir este tipo de productos está debilitando seriamente nuestra salud. Por tanto, siempre será mejor hacer un pequeño esfuerzo y elaborar una comida sencilla con productos frescos y más sanos. Nuestro organismo lo agradecerá.

La comida rápida es un tipo de dieta práctica, barata y sabrosa (gracias a los numerosos aditivos que incluye). Y, además, cumple con la prioridad de muchos que consiste en ahorrar tiempo y dinero a la hora de comer. Pero, aunque a simple vista no parece tan malo, es absolutamente necesario que nos paremos a reflexionar acerca de las repercusiones negativas que conlleva esta costumbre en nuestro bienestar y salud.

Si no puedes aguantar la tentación porque te atrae mucho este tipo de productos, al menos intenta tomarlos como un capricho ocasional. De esta manera, no te sobrecargarás de tantas calorías diarias y no tendrás la sensación de reprimirte.

Stop al azúcar oculto

La presencia generalizada de azúcar añadido en una extensa variedad de alimentos procesados de consumo habitual es una verdadera pesadilla. Además de los refrescos, que son los productos más edulcorados, otros alimentos como los cereales para el desayuno, los lácteos azucarados, la bollería industrial, los postres para bebés... contienen una gran cantidad de azúcar añadido totalmente absurda, ya que no tiene ningún interés nutricional y es perjudicial para la salud. Para la prevención del cáncer hay que evitar este tipo de productos y recurrir a las frutas cuando tenemos el deseo de comer algo dulce.

No a los cereales y harinas refinados

A lo largo de la historia de la Humanidad, las diferentes civilizaciones han dependido de los cereales integrales como principal fuente de energía y sustento. Sólo a partir de los últimos cien años, es cuando hemos pasado a consumir productos de granos refinados.

Antiguamente, los molinos que se usaban para moler los cereales no separaban el salvado y el germen del grano. Pero, en 1873 fue introducido el molino de rodillo, que sí ejecuta esta separación, lo que ocasionó una disminución drástica en el consumo de cereales integrales, hasta el punto que la dieta occidental actual incluye un consumo demasiado excesivo y perjudicial de cereales refinados y de los productos elaborados con sus harinas blancas.

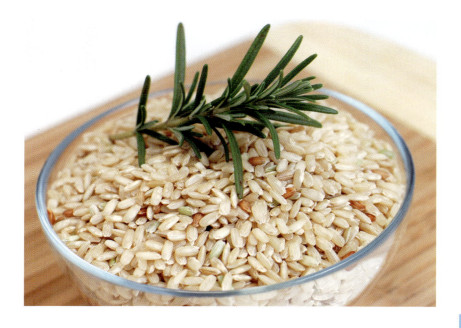

El problema reside en que los cereales refinados ya no son los alimentos energéticos y completos que se consumían en el pasado, sino que carecen de muchos de los nutrientes y sustancias fitoquímicas beneficiosas que contenían en su origen.

Los cereales integrales aportan salud

Los cereales integrales contienen fibra, minerales (selenio, zinc, cobre, hierro, magnesio y fósforo), vitamina E, el complejo vitamínico B (excepto la B_{12}), grasas insaturadas y numerosas sustancias fitoquímicas que poseen propiedades protectoras para la salud.

Los beneficios que nos aportan estos granos completos son conocidos desde hace muchos años. Por ejemplo, ya en el año 1800 los médicos los recomendaban para prevenir el estreñimiento. Además, en la actualidad se dispone de los suficientes estudios como para relacionar su consumo con la prevención de la diabetes tipo 2, la obesidad y con la disminución del riesgo cardiovascular. Pero el potencial terapéutico de estos alimentos va bastante más allá.

- **Granos completos para prevenir los tumores**
  Diversos estudios han demostrado la capacidad de los cereales integrales para reducir el riesgo de padecer ciertos tipos de cáncer, como el colorrectal, de estómago, boca, garganta, parte superior del tracto digestivo y endometrial.
  Ya vimos en el capítulo 3 que los niveles elevados de insulina están asociados con un mayor riesgo de desarrollar la enfermedad, por lo que la disminución que conlleva la ingesta de granos completos en dichos niveles podría ser uno de los mecanismos por los que estos alimentos son capaces de reducir el riesgo de cáncer.
  Por otro lado, en el efecto preventivo de estos alimentos, también podrían estar involucrados algunos de los fitonutrientes que poseen, como ácido fítico, compuestos fenólicos y saponinas. Todas estas sustancias bioactivas tienen la capacidad de bloquear la interacción de algunos compuestos carcinógenos con las células. Asimismo, los lignanos, que son un tipo de fitoestrógenos (en el capítulo 13 se explican las funciones de este tipo de agente fitoquímico), es muy posible que ejerzan un papel en la protección contra cánceres hormono-dependientes.

Visto esto, para no perder la salud es de sentido común sustituir el pan, las pastas, el arroz... y, en general, todos los productos elaborados con harinas refinadas que integran nuestra dieta por los integrales.

Elige bien las grasas

Aunque es cierto que las grasas tienen muy mala prensa, sea por su elevado aporte calórico o por su asociación con las enfermedades cardiovasculares, no podemos ni debemos prescindir de ellas, ya que son esenciales para la salud. Sin embargo, sí que es necesario fijarse bien en la calidad de las mismas, además de la cantidad.

En general, todos sabemos que debemos hacer un esfuerzo por reducir el consumo de las grasas saturadas y las grasas trans. Pero, lo que no todos tenemos en cuenta, es que también debemos reducir el consumo de las grasas omega-6. Estos ácidos grasos, junto con los omega-3, resultan esenciales para el organismo, pero siempre conservando el equilibrio.

Como ya se mencionó en el capítulo 3, el problema reside en que el equilibrio entre los ácidos grasos omega-6 y los omega-3 se ha roto, de manera que en la actualidad el consumo de los omega-6 es preocupantemente abusivo (seguramente porque este tipo de grasas se encuentra omnipresente). En cambio, hay que hacer un esfuerzo por aumentar la ingesta de las grasas omega-3, porque, aunque sea difícil de creer, nuestra sociedad suele tener deficiencia de este tipo de ácido graso.

Equilibrar de nuevo la balanza entre los omega-6 y omega-3, mediante la disminución de los primeros y el aumento de los segundos, contribuiría de manera muy significativa a reducir el riesgo de desarrollar cáncer, así como de padecer enfermedades cardiovasculares e inflamatorias.

¿Cómo equilibrar la balanza?

Para empezar, la manera más sencilla, asequible y sana de reducir el consumo de ácidos grasos omega-6 es utilizando aceite de oliva virgen como grasa de elección en la cocina, es decir, desde el aliño de las ensaladas a la grasa para cocinar todos los platos. Además, este aceite aporta un plus de salud porque por sí mismo ofrece infinidad de propiedades beneficiosas, entre las que se encuentra su valioso efecto anticancerígeno (el capítulo 10 trata de las virtudes saludables de esta grasa).

Por ejemplo, es un error sustituir la mantequilla por margarina. Esta última contiene una cantidad elevada de ácidos grasos omega-6 y grasas trans, por lo que es una tontería usarla en lugar de la primera (contiene colesterol y grasas saturadas) con el pretexto de que es más saludable. Sin embargo, su sustitución por aceite de oliva virgen sí que es una muy buena opción.

Por otro lado, como lo que en realidad se persigue es el equilibrio entre los dos tipos de grasas, es básico aumentar el consumo de los omega-3. Para ello, una estrategia eficaz es incluir cada día un puñado de nueces (unos 25 gramos) en la dieta. Estos frutos secos son idóneos para integrarlos en las ensaladas, los postres, las meriendas... También podemos contar con las semillas de lino.

Asimismo, es fundamental que nuestra alimentación incluya, de tres a cuatro veces a la semana (como mínimo), un pescado graso como las sardinas, los boquerones, las anchoas o el salmón. Por supuesto, el pescado se ha de añadir en sustitución de un plato de cualquier carne.

Más pescado

De todos los alimentos proteicos de origen animal, sin duda, la mejor elección como plato principal siempre será el pescado y el marisco. Ambos tienen una composición nutricional parecida: aportan proteínas, grasas del tipo omega-3, minerales, vitaminas y no demasiadas calorías.

Las primeras observaciones acerca de los beneficios del pescado se realizaron en los esquimales, los cuales consumen elevadas cantidades de pescado y otros animales marinos y prácticamente nada de fruta ni verdura. Sin embargo, esta población presenta una baja incidencia de enfermedades coronarias, a pesar de la ingesta elevada de grasas y colesterol.

- **Las virtudes de los ácidos grasos omega-3**

  Actualmente, está ampliamente demostrado que los ácidos grasos poliinsaturados omega-3 del pescado (EPA y DHA) poseen propiedades cardiovasculares beneficiosas. Además de reducir los niveles del colesterol LDL, tienen actividad antitrombótica, vasodilatadora y contribuyen a regular la presión arterial. Por este motivo, el pescado azul está particularmente recomendado en la prevención de enfermedades cardiovasculares.

  Pero los beneficios de los ácidos grasos omega-3 no se limitan a la salud coronaria, ya que también intervienen muy activamente en la prevención del cáncer (a diferencia de los omega-6, que se

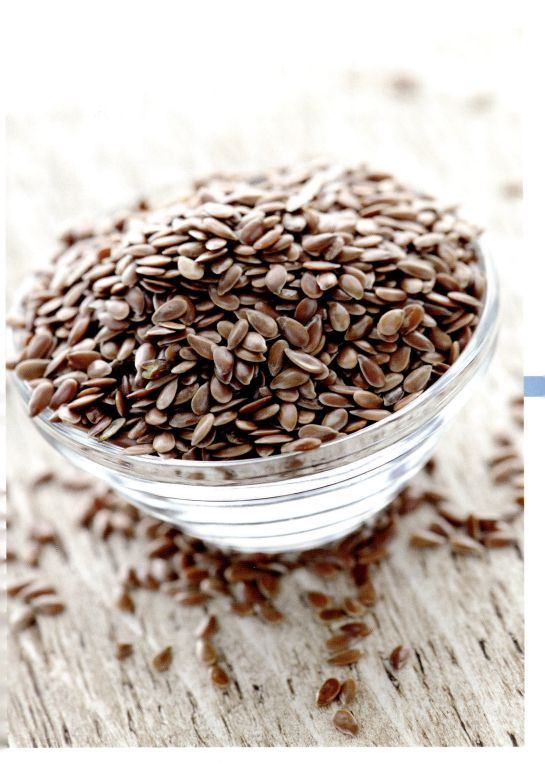

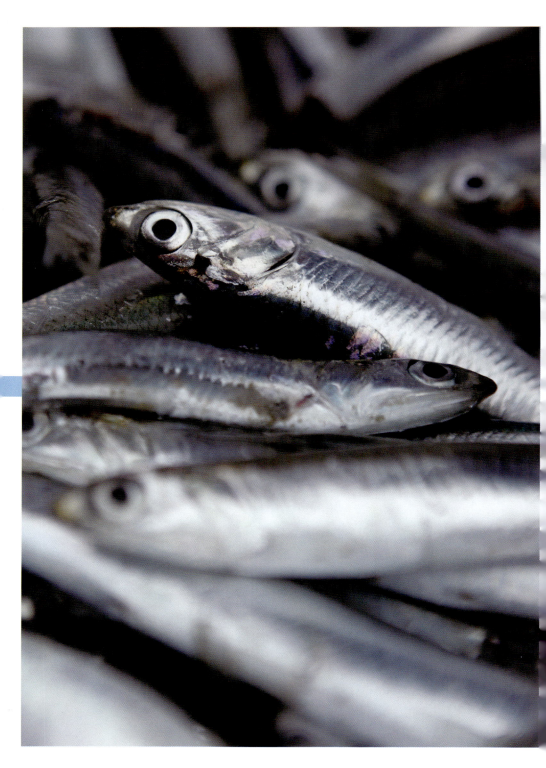

han reconocido como agentes promotores del desarrollo de esta enfermedad). Existen estudios que confirman que los omega-3 reducen el riesgo de cáncer de mama, colon, próstata y páncreas. Además, mejoran la eficacia de la quimioterapia antitumoral.

En relación con su papel preventivo frente al cáncer, los ácidos omega-3 disminuyen la producción de sustancias inflamatorias, las cuales alteran el funcionamiento del sistema inmunitario y, por tanto, favorecen el desarrollo de los tumores. Además, inducen a las células cancerosas a que se autoeliminen por el proceso de apoptosis y, de alguna manera, obstaculizan la creación de nuevos vasos sanguíneos (efecto antiangiogénico).

Los pescados más pequeños son los mejores

En el mar, a consecuencia de la contaminación industrial, se encuentra presente un compuesto muy tóxico de mercurio (metilmercurio), por lo que es normal hallar restos de esta sustancia en casi todos los peces. Sin embargo, unas especies contienen un porcentaje mayor que otras. Por ejemplo, el tiburón, el pez espada o el atún, al ser animales que se comen a otros peces más pequeños (porque están al final de la cadena alimentaria), suelen acumular cantidades más elevadas. Por lo general, cuanto más viejo y grande es el pez, mayor concentración de metilmercurio presenta.

En principio, la mayoría de los pescados que consumimos contienen niveles de mercurio muy bajos, por lo que no representan un riesgo para la salud. Además, los beneficios que aportan son mucho más importantes. Sin embargo, en el caso de estar embarazada o en periodo de lactancia, es recomendable evitar comer atún, pez aguja, pez espada y especies similares. En el caso de los niños pequeños, también es más prudente que no los consuman.

El salmón de piscifactoría no está exento de sospecha. En un estudio publicado recientemente se sugería que estos peces contenían niveles elevados de dioxinas y otras sustancias tóxicas. Aunque las autoridades insisten en que los niveles de contaminación son aceptables para un consumo seguro, siempre es mejor ser prudente y no abusar del salmón de esta procedencia. De todos modos, siempre hay que tener presente que los beneficios que ofrece el consumo de pescado azul supera con creces los perjuicios.

En resumen, el consumo de pescado azul es esencial en la prevención del cáncer, pero a la hora de elegirlo lo ideal es decantarse por los peces pequeños como el boquerón, la anchoa, la sardina, la caballa...

Come pescado

La cocción al vapor, el hervido o a la plancha exaltan el sabor de estos productos. Si además los combinas con verduras, seguirá siendo un plato sano, pero enriquecido de tal manera que será un gran aliado de tu salud. Por este motivo, a la hora de elegir el segundo plato de cualquier comida, ten en mente que siempre lo mejor es optar por el pescado azul (incluso blanco).

Menos filetes

Hasta la revolución industrial del siglo XIX, la carne se consumía en los países occidentales bastante esporádicamente, salvo en las regiones muy frías donde no había prácticamente vegetación. Hoy, para muchos se ha convertido en el alimento fundamental de cada día, de manera que no conciben que una comida sea lo suficientemente nutritiva si el plato principal no incluye algún tipo de carne.

Este alimento, principalmente, aporta proteínas, vitaminas del grupo B (incluida la B_{12}) y hierro. Pero también es fuente de grasas saturadas, colesterol y muchas calorías. En consecuencia, su consumo excesivo conduce a un mayor riesgo de padecer enfermedades cardiovasculares y otras alteraciones, entre ellas la obesidad. Por tanto, aunque es nutritiva, hace ya algún tiempo que se recomienda un consumo de carne más moderado. Pero, ahora también sabemos que la ingesta de este alimento está asociada a un mayor riesgo de la aparición de ciertos tipos de cáncer.

Si no puedes evitar decantarte por la carne, intenta que la ración sea más pequeña y que lleve una buena guarnición de verduras. Es decir, prueba a darle la vuelta a la costumbre de comer, por ejemplo, carne con patatas y en su lugar toma verduras variadas salteadas con un poco de carne. Un plato de 100 gramos de proteínas, de origen animal o vegetal, cubre perfectamente las necesidades de nuestro organismo. En cambio, éste necesita un mayor aporte de verduras, hortalizas y frutas. También es básico que elijas una carne magra, con la grasa visible bien eliminada y cocinada con técnicas culinarias sencillas que no la quemen en exceso.

La carne y el cáncer

Por ahora, existen investigaciones que han demostrado la relación entre la ingesta de carne y el cáncer colorrectal, mama, próstata y páncreas. Este hallazgo tiene el peso suficiente como para entender enseguida por qué es fundamental disminuir el consumo de las carnes, especialmente las rojas y las procesadas (los embutidos). Esta asociación no quiere decir que la carne por sí misma sea cancerígena. Sin embargo, su consumo excesivo sí que conlleva factores que favorecen o promocionan el desarrollo de la enfermedad.

Para empezar, si somos consumidores de alimentos de origen animal, como carne roja o blanca, huevos y productos lácteos, algo que no deberíamos pasar por alto es conocer cómo han sido engordados los animales que vamos a comer. Pues bien, como ya se ha mencionado en el capítulo 3, lo habitual es que se les alimente con piensos elaborados con cereales con un alto contenido de ácidos grasos omega-6. Por este motivo, cómo es lógico, la carne de estos animales también tendrá una proporción considerable de este tipo de grasa y, en consecuencia, cuando nosotros nos la comamos desequilibraremos aún más la balanza hacia los omega-6 (que promueve el desarrollo de tumores). Pero, el problema no acaba aquí.

• Las hormonas en el punto de mira

También es un hecho conocido que la carne y los lácteos (excepto los que proceden de ganadería ecológica) contienen hormonas y antibióticos. El objetivo del uso de las primeras es estimular la velocidad de crecimiento de los animales e incrementar la producción de leche en las vacas. Como es lógico, es fácil imaginar que estas prácticas van a pasar factura, tanto en la salud de los animales como en la nuestra, consumidores de esos animales, ya que es bien cierto que "somos lo que comemos". Sin embargo, con la excusa de la dificultad para realizar las pruebas analíticas adecuadas que permitan identificar y cuantificar la presencia de los residuos hormonales en los animales de consumo humano, hay una verdadera escasez de datos acerca del alcance real del problema.

Este hecho es verdaderamente curioso porque induce a pensar que no tiene demasiado interés la repercusión que presentan estas prácticas en la salud humana. Sin embargo, aunque pocas, existen algunas investigaciones que confirman que las hormonas de tipo estrogénico tienen efectos cancerígenos. De hecho, por este motivo el uso de este tipo de sustancias está prohibido en la Unión Europea. Por otro lado, en el 2006, la revista *Archives of Internal Medicine* publicó un estudio que confirmaba la asociación entre la ingesta de carne roja y el mayor riesgo de desarrollar cáncer de mama. Dicho estudio apuntaba a la presencia de ciertas hormonas en dicha carne como posibles responsables.

Los alimentos de origen animal de procedencia ecológica ofrecen mayor calidad y seguridad

La conclusión de todo lo expuesto, no es exactamente que debamos excluir la carne roja de nuestra dieta. Pero sí que es absolutamente necesario moderar su consumo y que nos preocupemos por su calidad. Conseguiremos reducir el riesgo cancerígeno si la tomamos como máximo una vez a la semana.

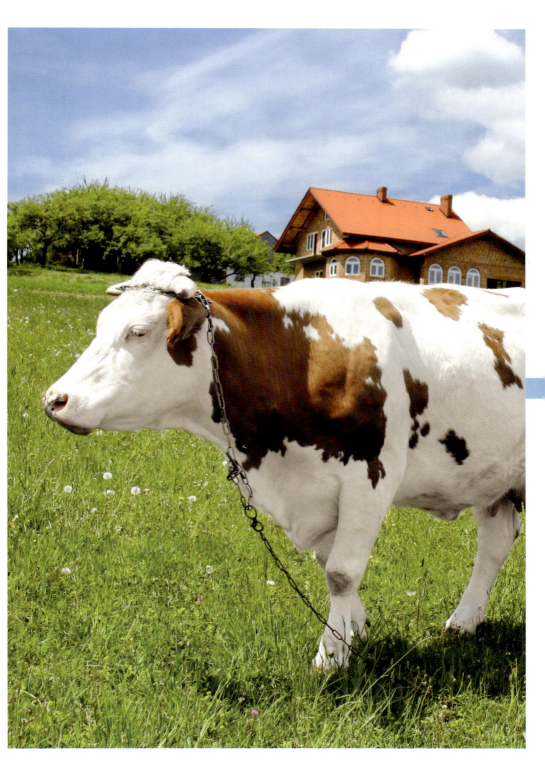

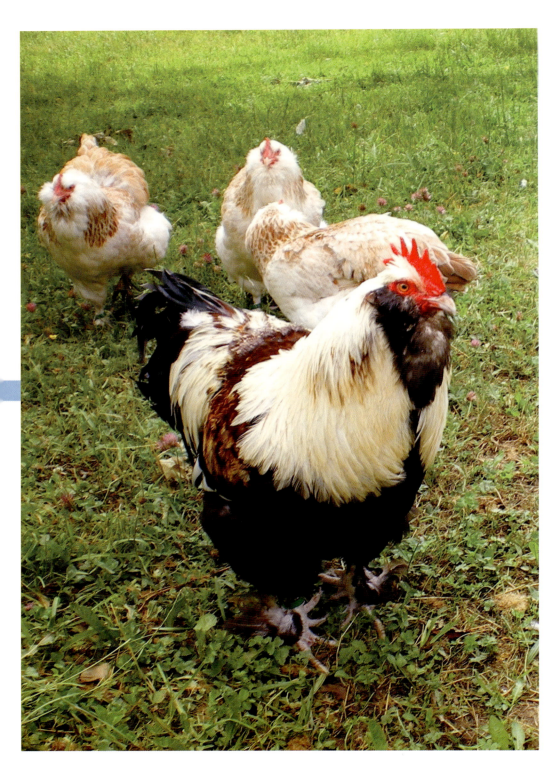

Carne ecológica

La ganadería ecológica respeta el bienestar de los animales y evita el empleo de sustancias químicas de síntesis en todo el proceso productivo, es decir, no administra a los animales ni hormonas, ni antibióticos ni otras sustancias. Además, al ganado lo alimenta con alimentos exentos de fertilizantes o aditivos.

Este tipo de producción ganadera controla al animal durante toda su vida, incluido el transporte, el matadero, la sala de despiece y el punto de venta. En consecuencia, los alimentos de origen animal de procedencia ecológica ofrecen mayor seguridad y calidad para la salud.

- **Cuidado con las barbacoas**

Otro elemento a tener en cuenta es la manera en que se prepara la carne. Cuando el alimento se somete a altas temperaturas hasta el punto de que se quema, se forman sustancias muy tóxicas, los hidrocarburos aromáticos, que resultan cancerígenos. Por tanto, independientemente de la calidad de la carne, no es recomendable abusar de la parrilla o barbacoa para prepararla.

En cuanto a la carne frita, ten en cuenta que el humo que emanan algunas frituras de productos cárnicos puede contener sustancias tóxicas. Las más frecuentes son aminas heterocíclicas que son unos compuestos potencialmente cancerígenos. Éstas se concentran especialmente en las partículas que quedan flotando en el aceite.

Evita los alimentos perjudiciales

Del mismo modo que una alimentación variada, sana y que contenga a diario alimentos anticancerígenos constituirá un pilar fundamental en la prevención natural del cáncer, una dieta que contenga demasiados alimentos malos (con sustancias cancerígenas) tendrá un peso muy grande en la aparición de tumores.

Reducir el consumo de productos ahumados, salazones y adobados

En la prevención del cáncer, a menudo, se recomienda evitar o, al menos, tomar moderadamente alimentos ahumados, curados y salazonados. Aunque la relación entre este tipo de productos y el cáncer no está del todo esclarecida, algunos estudios epidemiológicos sugieren que las poblaciones que consumen dietas ricas en este tipo de productos, como por ejemplo la japonesa, presentan mayor incidencia de cáncer de esófago y estómago.

Una de las explicaciones que se barajan sobre las causas de esta asociación es la presencia de agentes carcinógenos en estos alimentos. Por ejemplo, los productos cárnicos contienen nitritos. Estos aditivos se usan como conservantes y, también, se suelen integrar en distintas formulaciones de la industria alimentaria para que las carnes mantengan un aspecto rojizo. El caso es que este compuesto favorece el desarrollo del cáncer y, por tanto, debería ser utilizado en dosis reducidas.

Otro ejemplo lo tenemos en los ahumados y curados que han sido elaborados por el método tradicional. En este caso, es bastante probable que estos alimentos contengan niveles elevados de benzopirenos y otros hidrocarburos indeseables.

• La sal bajo sospecha

Como regla general, todos los ahumados, curados y salazones contienen unas cantidades elevadas de sal. Todos sabemos que este condimento es un elemento necesario para nuestro organismo, pero no cabe duda de que tomar más de los cinco gramos diarios recomendados por la Organización Mundial de la Salud (OMS) es perjudicial para la salud, especialmente para el buen funcionamiento cardiovascular. Sin embargo, todavía no se ha encontrado la causa por la cual se asocia el abuso de sal con el desarrollo de cáncer, especialmente el de estómago.

Los alimentos ahumados o curados y las salazones suelen contener una cantidad excesiva de sal

Para prevenir, también cuentan las técnicas culinarias

Utilizar técnicas culinarias sencillas es lo más adecuado para prevenir cualquier tipo de enfermedad, incluida el cáncer. Por este motivo, a la hora de cocinar elige hervidos, cocidos al vapor, asados o salteados.

En cuanto a las frituras, no es precisamente el estilo culinario más saludable, aunque es indudable que los alimentos fritos tienen un sabor muy rico y un color tostado muy atractivo. Por tanto, ¿por qué no concederse el capricho, de vez en cuando? Eso sí, elaborando una fritura correcta.

Para ello, lo primero que hay que tener en cuenta es que todos los aceites se descomponen al freír. Pero como el de oliva es el que lo hace más lentamente, es el que debemos elegir siempre. De todos modos, aunque cocines con aceite de oliva, fríe a la temperatura más baja posible (no sobrepases los 170ºC) para evitar que la grasa se queme y, cuando termines, fíltrala para eliminar las impurezas, los posos y los restos de alimentos que pudieran quedar flotando. Estas partículas favorecen la oxidación y el deterioro del aceite.

Por otro lado, siempre que detectes algún cambio en el aceite, ya sea de color, aroma o sabor, deséchalo sin dudar. Y no olvides que no es nada recomendable usar más de dos veces (a lo sumo tres veces) los aceites expuestos a altas temperaturas, no sólo por el sabor y color que tomarían los alimentos sino también por motivos de salud.

Vino tinto con moderación, sí.
Otras bebidas alcohólicas, no

A excepción del vino tinto, que posee sustancias anticancerígenas (el capítulo 15 trata de las propiedades del vino), las bebidas alcohólicas sólo aportan una cantidad considerable de "calorías vacías" por el azúcar que contienen algunas y el alcohol, que es la característica común a todas. Por tanto, aunque algunas personas las toleran mejor que otras, lo más inteligente es prescindir de ellas, tanto si sólo se desea mejorar la salud como si se pretende prevenir el cáncer. En el caso del vino, se recomienda que las mujeres no tomen más de dos copas diarias (una durante la comida y la otra en la cena) y no más de tres para los varones. No hay que olvidar que las mujeres aguantan menos el alcohol que los hombres.

El uso abusivo del alcohol, además de favorecer por diferentes causas el desarrollo de los tumores, conduce al alcoholismo, una forma de adicción de las más habituales y peligrosas. Al principio, esta sustancia parece que nos estimula y divierte. Incluso, hay quien cree que fortalece su seguridad personal, pero lo cierto es que se trata de un agente depresor del sistema nervioso central, que entumece el cuerpo, lo enlentece y lo debilita.

El agua, la mejor bebida para la salud

El agua es esencial para la vida y es la bebida que mejor calma la sed. Gracias a ella nuestro organismo realiza funciones vitales como regular la temperatura corporal, transportar alimentos o eliminar los productos de desecho (que es una actividad básica en la lucha constante contra el cáncer). Innegablemente, para gozar de buena salud es indispensable tomar la cantidad adecuada de líquidos.

En una época normal necesitamos, diariamente, entre dos litros y medio y tres de agua para reponer la que perdemos a través de la respiración, la transpiración, la orina... Una buena cantidad de la que requerimos la obtenemos de los alimentos, especialmente de las frutas y verduras, pero ésta no es suficiente. Por eso, es recomendable beber unos ocho vasos de agua al día. Además de mantenernos bien hidratados, nos ayudará a eliminar toxinas a través de la orina.

> Beber unos ocho vasos de agua al día nos ayuda a eliminar toxinas y, además, a mantenernos hidratados

Bebidas sanas, además del agua

Normalmente, recurrimos al agua fresca para apagar la sed, lo cual está muy bien, ya que es la mejor bebida con la que podemos contar. Pero puede resultar monótono, por lo que beber otras bebidas

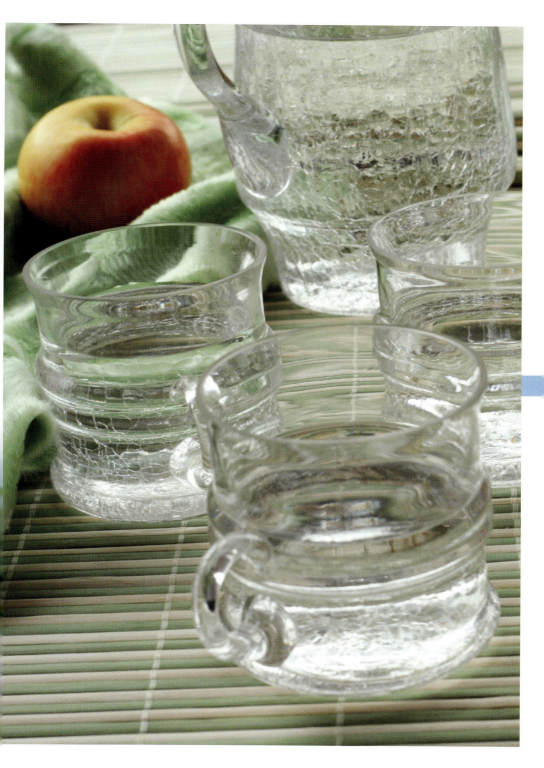

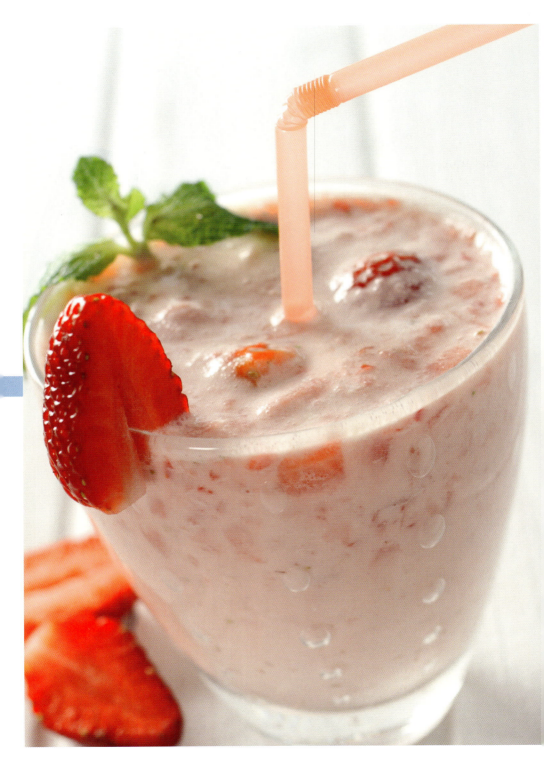

para hidratarnos es una alternativa inteligente para evitar el aburrimiento. Por ejemplo, otras alternativas sanas para beber son las infusiones (tanto frías como calientes), limonadas caseras (una parte de limón en cinco partes de agua), zumos de frutas y verduras naturales o los caldos vegetales hechos en casa.

Las infusiones de plantas medicinales como la manzanilla, diente de león, poleo-menta... no sólo contribuyen a depurar y expulsar las sustancias de desecho de nuestro organismo sino que también mejoran la digestión y aportan otros beneficios. Mención aparte merece el té verde (el capítulo 15 trata de esta bebida), ya que es uno de los agentes anticancerígenos más eficaces.

En cuanto a los zumos naturales de frutas y hortalizas frescas, además de ser ideales para reponer líquidos, contienen los mismos nutrientes y sustancias fitoquímicas que los vegetales utilizados en su elaboración (excepto la fibra que queda retenida en la pulpa que se desecha). Por tanto, aportan sustancias muy valiosas para el organismo.

Los zumos, siempre naturales

No es lo mismo un zumo de fruta natural que uno comercial. Este último, en realidad, es un refresco que, como cualquiera de ellos, contiene azúcar añadido por lo que no interesa que forme parte de tu alimentación.

Menú anticancerígeno

Como has podido comprobar con la lectura de este capítulo, una dieta sana que favorezca la salud y actúe activamente en la prevención del cáncer no es nada más que una dieta variada, con abundantes alimentos saludables, y elaborada con sentido común. En los siguientes capítulos encontrarás información acerca de los nutrientes y compuestos fitoquímicos más activos en la prevención del cáncer (que se conocen por ahora) y en qué alimentos se encuentran. También figuran las descripciones de algunos de los alimentos anticancerígenos que cuentan con un mayor número de investigaciones qué confirman sus extraordinarias virtudes preventivas. Desde luego, esto no quiere decir que sean los únicos elementos capaces de prevenir la enfermedad, pero, por ahora, vale la pena contar con ellos e incluirlos diariamente en la dieta.

Aparte de los alimentos que encontrarás en este libro, existen otros muchos que, aunque aún no están apoyados por estudios concluyentes acerca de sus efectos protectores, sí que están avalados por los más de 5.000 años de la historia de la Humanidad. Por lo que a la espera de que la ciencia confirme su eficacia, no está de más incluirlos en nuestra alimentación, ya que, con toda seguridad, no nos supondrán ningún daño.

Recuerda que para sacar el máximo partido de todas las recomendaciones dietéticas es básico que vayan acompañadas por unos hábitos de vida saludables que incluyan no fumar, practicar alguna actividad física regular, controlar el estrés y mantener una mente positiva ante la adversidad.

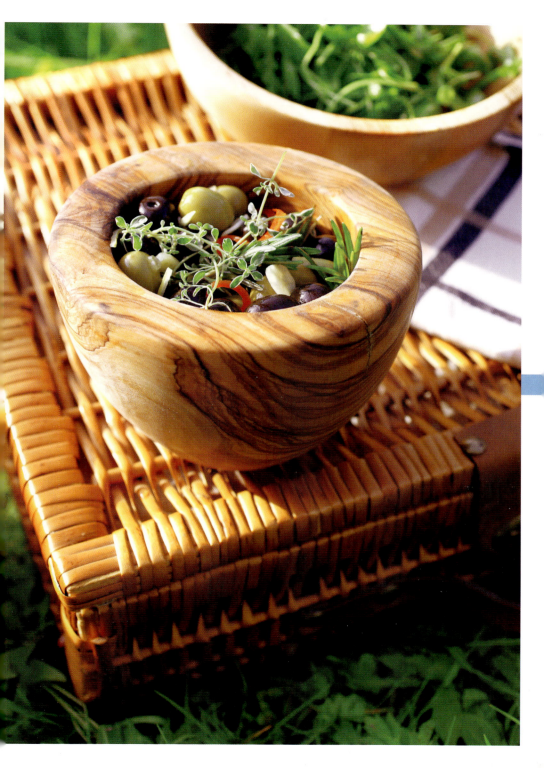

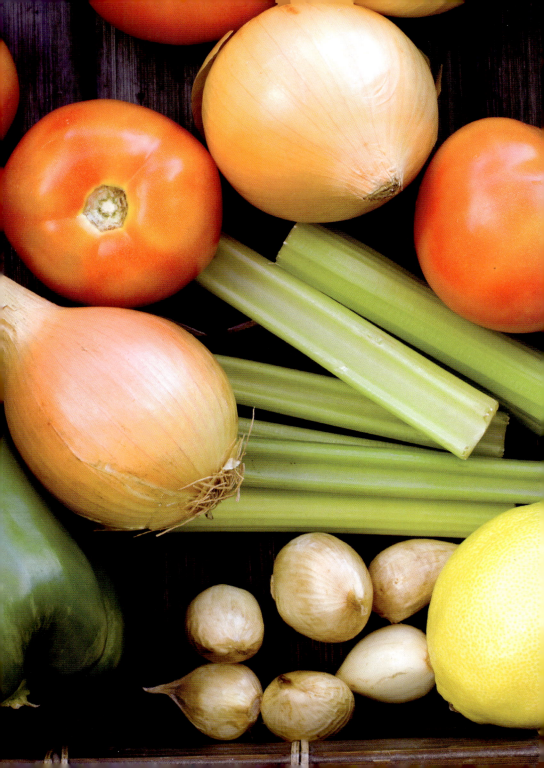

El poder de los alimentos

De los alimentos que comemos, normalmente sabemos que contienen macronutrientes (glúcidos, lípidos y proteínas), micronutrientes (vitaminas y minerales) y fibra. Sin embargo, en el caso de los alimentos de origen vegetal esta descripción es incompleta, ya que su composición no se limita sólo a estos elementos. También contienen compuestos fitoquímicos, que son otro tipo de moléculas con una gran diversidad de funciones (el capítulo 7 incluye una amplia descripción de las sustancias fitoquímicas más destacables en la prevención del cáncer).

Pues bien, hasta hace no mucho tiempo se creía que las propiedades beneficiosas de las frutas y verduras frente al cáncer se debían casi exclusivamente a sus vitaminas y minerales. Y aunque es cierto que algunos de estos micronutrientes, como las vitaminas A (retinoides y beta carotenos), C y E y el selenio juegan un papel importante en la prevención de esta enfermedad, no son los únicos nutrientes involucrados. Además de las sustancias fitoquímicas mencionadas anteriormente, los ácidos grasos omega-3 y la fibra también ocupan un lugar privilegiado en el mantenimiento de la salud frente al desarrollo de tumores.

En este capítulo vas a encontrar una descripción de los nutrientes más destacados que participan activamente en la lucha contra el cáncer.

Las vitaminas y los minerales

Las vitaminas y los minerales son sustancias esenciales para el funcionamiento del organismo. Como nuestro cuerpo no los puede producir por sí mismo, nos resulta necesario obtenerlas mediante los alimentos de la dieta. Estos micronutrientes no aportan energía y basta con una dieta equilibrada y abundante en productos frescos y naturales para disponer de los necesarios para satisfacer los requerimientos diarios de dichas sustancias.

Las vitaminas se clasifican en liposolubles (A, D, E, K), que se disuelven en grasas y aceites, e hidrosolubles (C y complejo B), que se disuelven en agua. Dentro de las primeras, la vitamina A (y la provitamina A) y la E tienen un papel protector ante el cáncer. De las hidrosolubles, la C destaca por su intervención preventiva. Además, estas tres vitaminas son algunos de los antioxidantes más importantes que contiene la dieta.

En cuanto a los minerales, éstos son indispensables porque o forman parte de las estructuras de soporte de nuestro organismo o son necesarios para regular numerosas reacciones metabólicas. Algunos de ellos los necesitamos en elevadas cantidades (macrominerales), mientras que hay otros (microminerales u oligoelementos) que sólo los necesitamos en cantidades ínfimas. Entre estos últimos se encuentra el selenio, que es un elemento involucrado en la protección del organismo ante el cáncer.

Vitamina A y carotenos

La primera de las vitaminas que se descubrió fue la vitamina A o retinol. Pronto se confirmó que era un componente esencial para el crecimiento y el correcto funcionamiento de la visión. No en vano, su deficiencia provoca ceguera nocturna. Esta alteración de la vista se da en condiciones de poca luz y la consecuencia es que las personas con carencia de esta vitamina tardan mucho más tiempo en adaptarse a los cambios bruscos de luminosidad (de mucha a poca luz). Esta sustancia sólo se encuentra en los animales, en los que se almacena especialmente en el hígado. Los huevos y los lácteos también son buenas fuentes.

Otra forma de la vitamina A es el beta caroteno o provitamina A. A diferencia de la anterior, esta sustancia se encuentra en muchas frutas y hortalizas de color anaranjado, como la zanahoria, el melocotón o la calabaza. Otras verduras, como por ejemplo las coles,

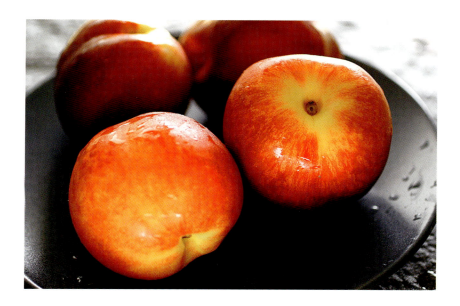

aunque no sean anaranjadas también constituyen buenas fuentes de este micronutriente.

Ambas formas de vitamina A son lipososubles, lo que quiere decir que para su correcta absorción intestinal es necesaria la presencia de grasa. En el caso de la vitamina A de origen animal no hay ningún problema, ya que con toda seguridad estará acompañada de la grasa del animal. Sin embargo, en el caso de los vegetales, este pequeño inconveniente se soluciona tan fácilmente como añadiendo un poco de aceite de oliva virgen al alimento. Por otro lado, esta particularidad de la vitamina A conlleva que una dieta pobre en grasas podría producir una deficiencia de dicho nutriente.

Poderosos antioxidantes

Tanto la vitamina A, el beta caroteno y otros carotenoides como el licopeno (lo veremos en el capítulo siguiente) son poderosos antioxidantes que protegen, especialmente a las grasas que integran la membrana celular, del ataque de los radicales libres, con lo que evitan su oxidación.

Los radicales libres pueden ser producidos por la exposición de nuestro organismo a determinados agentes, como contaminantes ambientales, radiaciones o sustancias tóxicas. Estos compuestos son moléculas reactivas de oxígeno y desempeñan un papel muy importante en el desarrollo tumoral. Para defenderse de este tipo de agresores, nuestro organismo cuenta con una defensa antioxidante constituida por toda una serie de enzimas tales como la superóxido dismutasa, la peroxidasa y la catalasa. Pero, además, la aportación de las sustancias antioxidantes procedentes de la dieta contribuye muy significativamente a potenciar la protección frente a los daños que los radicales libres producen.

Los carotenoides y el cáncer

Hoy en día, existe una clara asociación entre un bajo consumo de vitamina A (y la provitamina A) y el desarrollo de ciertos tipos de cáncer. Estos micronutrientes participan en la prevención de esta enfermedad porque, además de su poder antioxidante, son capaces de mantener la diferenciación celular (proceso al que se debe que la célula mantenga sus funciones), que se altera cuando una célula se transforma en cancerosa.

Como agentes quimiopreventivos actúan principalmente en las fases de promoción y progresión, en contraste con los antioxidantes que actúan sólo en la fase de iniciación. Por otro lado, estas vitaminas son potentes estimuladores del sistema inmune, por lo que refuerzan los mecanismos defensivos naturales contra la invasión tumoral.

¿Qué cantidad necesitamos?

Una dieta que incluya abundantes vegetales, en especial los ricos en carotenos como las zanahorias, la col, el brócoli, la coliflor y la col de Bruselas es muy aconsejable para la prevención del cáncer. Sin embargo, aunque la vitamina A también es un poderoso agente antitumoral, su ingesta se halla irremediablemente ligada al consumo de carne, alimento que frecuentemente se desaconseja.

Por otro lado, la vitamina A puede acumularse en el hígado y su exceso puede ser tóxico, ya que puede conducir a una hipervitaminosis A (se caracteriza por problemas cutáneos, dolores fuertes de cabeza y hepatomegalia). En consecuencia, hay que evitar su ingesta masiva. En cambio, los beta carotenos ofrecen la ventaja de que un aumento de su consumo no ocasiona problemas de hipervitaminosis.

La vitamina C, la gran aliada

Aunque normalmente se relaciona con las naranjas y los limones, la vitamina C forma parte de casi todas las frutas, verduras y hortalizas frescas. Este micronutriente desempeña múltiples funciones y participa en procesos como la absorción intestinal de hierro o la formación del tejido conectivo (se podría decir que es el *cemento* que une a las células del organismo).

Esta vitamina hidrosoluble es muy delicada: se deteriora por la acción de la luz y de las altas temperaturas y además se disuelve en el agua de cocción, con lo que se pierde. Para evitar una excesiva pérdida de esta vitamina se recomienda cocer las verduras al vapor y durante un espacio de tiempo corto.

Mucho más que un antioxidante

Infinidad de datos científicos han demostrado que la ingesta regular de alimentos ricos en vitamina C protege contra el crecimiento de tumores. Incluso su consumo es muy aconsejable para las personas que ya han desarrollado un cáncer y están siguiendo un tratamiento antitumoral específico.

En efecto, en la prevención del cáncer, la vitamina C es un aliado indiscutible. Este agente protector actúa desde diferentes frentes. Por ejemplo, gracias a su marcado efecto antioxidante, bloquea la acción de los radicales libres y, también, tiene la capacidad de inhibir eficazmente la formación de nitrosaminas (sustancias carcinógenas). Además, potencia el funcionamiento del sistema inmunitario, el cual es fundamental para la defensa de nuestro organismo frente al desarrollo de tumores.

Pero, además, la vitamina C está involucrada en la síntesis de colágeno, que es una proteína que forma parte del tejido conectivo (el cemento) que une las células. Esta función tiene una gran importancia porque si el colágeno del organismo es abundante y sano, de alguna manera intervendrá en la disminución de la capacidad invasiva de las células cancerosas (recuerda que a mayor capacidad para invadir otros tejidos de estas células y expandirse, mayor malignidad tiene el tumor). Para facilitar su expansión, las células tumorales segregan colagenasa, que es una enzima encargada de destruir el colágeno intercelular.

¿Qué cantidad necesitamos?

Normalmente, se suele recomendar de 40 a 60 miligramos diarios de vitamina C. Sin embargo, algunos profesionales apoyan un mayor consumo en pro de la salud. Sin ir más lejos, el equipo del Dr. Linus Pauling, Premio Nobel de Química, recomienda cantidades superiores al gramo diario.

Sea como sea, comenzar el día con un buen desayuno que incluya varias frutas ricas en vitamina C (un zumo de naranja natural, o una macedonia de frutas de temporada frescas, o un par de rodajas de piña...), seguir con una comida que incluya una ensalada con vegetales crudos y terminar con una merienda a base de más frutas o una cena que incluya algún vegetal crudo es una forma absolutamente eficaz de tener la suficiente vitamina C para prevenir la enfermedad.

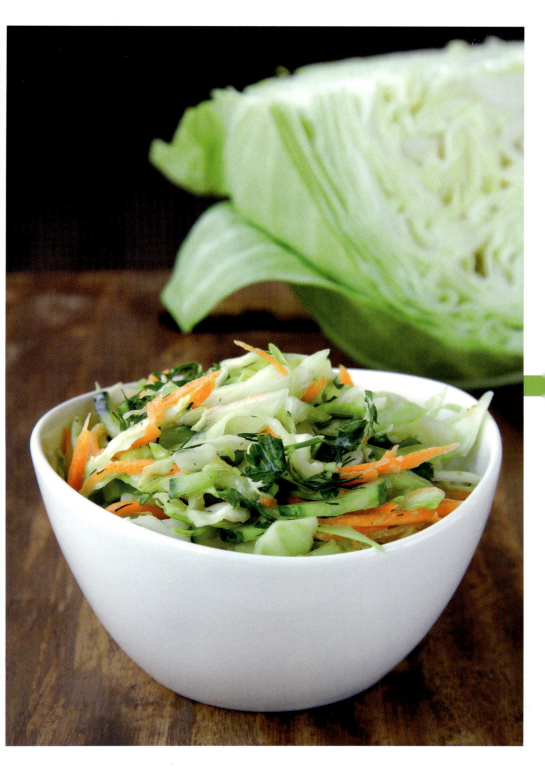

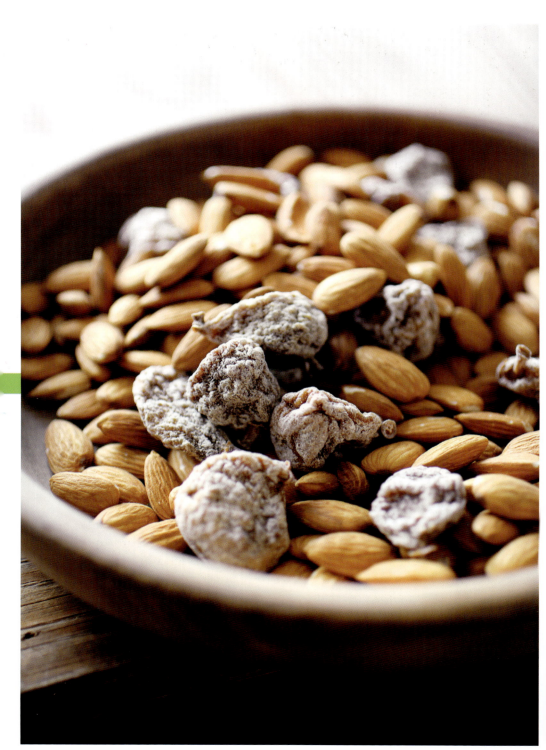

La vitamina E

La vitamina E, al igual que la A y los carotenos, pertenece al grupo de las liposolubles, que por sus características químicas son solubles en grasas. La verdad es que no se conoce ninguna enfermedad que pueda ser debida a una carencia de esta vitamina, aunque sí se sabe que es importante para la fertilidad y la salud cardiovascular.

Un antioxidante frente al cáncer

Su papel antioxidante está muy bien documentado. Esta sustancia neutraliza los radicales libres y, en consecuencia, protege de la oxidación a las membranas celulares de todo el organismo, especialmente a las de las células del sistema nervioso, del sistema cardiovascular, los glóbulos rojos y las células musculares. Además, también inhibe la formación de nitrosaminas.

Existen datos que relacionan las ingestas bajas de esta sustancia con el desarrollo de ciertos cánceres como el de mama, pulmón e intestino. Probablemente, su función preventiva se debe a su potente efecto antioxidante y a que otra de sus cualidades destacadas es la potenciación del sistema inmunológico.

¿Qué cantidad?

Las necesidades diarias de vitamina E en los adultos oscilan de 10 a 12 miligramos. Aunque su consumo es esencial, al igual que le ocurre a la vitamina A, el exceso puede resultar contraproducente porque se almacena en el organismo. Este micronutriente se halla especialmente presente en los aceites vegetales, pero recuerda que lo más saludable es asegurarse la cantidad necesaria de esta sustancia por medio del aceite de oliva de primera presión en frío. Los vegetales de hoja verde, frutos secos y el germen de trigo también son buenas fuentes. Aunque su carencia no es común, los casos de avitaminosis se asocian con la destrucción de los glóbulos rojos, trastornos de la reproducción y alteraciones neurológicas. Cuando se sufre una mala absorción de grasas, existe la posibilidad de que también se origine una carencia de esta vitamina.

El selenio

Aunque se descubrió en el siglo xix, no fue hasta el 1975 cuando se evidenció que se trataba de un elemento traza esencial para la vida. Actualmente, sabemos que este mineral es un importante elemento antitumoral gracias a los datos obtenidos de investigaciones epidemiológicas en las que se ha podido observar que las personas con menores contenidos de selenio en su sangre muestran una mayor predisposición a padecer algún tipo de tumor.

El selenio y el cáncer

El selenio es esencial para el funcionamiento de la enzima glutation peroxidasa. Este componente es una enzima antioxidante propia del organismo, que desempeña un importante papel en el proceso de destoxificación del mismo. En concreto, esta sustancia destruye ciertos radicales libres, con lo que frena su efecto nocivo. Pero además de su colaboración con la glutation peroxidasa, este mineral también tiene la capacidad de proteger al ADN celular de las lesiones que podrían provocarle algunas sustancias cancerígenas.

Otra función relevante en la que participa este elemento traza es la neutralización del efecto dañino de los metales pesados. Por otro lado, el selenio está vinculado con el sistema inmunológico porque se ha demostrado que tiene la capacidad de estimular la producción de los glóbulos blancos.

¿Qué cantidad necesitamos?

La cantidad diaria recomendada de selenio es de 50 microgramos, que se satisface con una dieta equilibrada y variada. Ya ves que tanto la presencia como los requerimientos de este mineral en el organismo es muy pequeña. Sin embargo, este hecho no le resta ni un ápice de importancia. Su deficiencia es poco frecuente, pero cuando se da causa dolor muscular y alteraciones cardiovasculares. La nuez de Brasil es el alimento con mayor cantidad de selenio. Le siguen los cereales integrales, las verduras, el marisco, los pescados, las carnes y los productos lácteos. El problema está en que

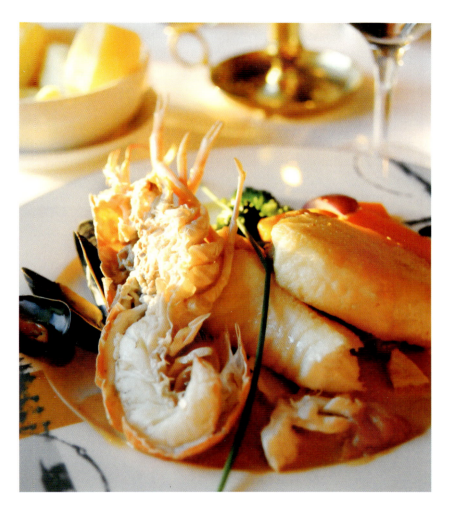

el contenido de selenio tanto de los cereales integrales como de las verduras depende de la presencia de este oligoelemento en la tierra de cultivo. Dado el valor de este mineral en la prevención del cáncer, bien valdría la pena enriquecer nuestras tierras de cultivo con selenio, para que mediante el consumo de cereales, frutas y verduras pudiéramos asegurarnos la ingesta suficiente de este elemento capaz de protegernos.

Los ácidos grasos omega-3, otra vez

De los ácidos grasos omega-3 hemos hablado tanto en el capítulo 3 como en el 5. Por tanto, en este apartado no queda más que insistir en la importancia que tiene equilibrar la balanza entre los omega-6 y los omega-3.

Recuerda que se ha podido comprobar que los ácidos grasos omega-6 (presentes en los aceites de girasol, maíz, soja...), lejos de lo que se creía hace unos años, son inductores de problemas cardiovasculares y favorecen el desarrollo de los tumores. En cambio, los ácidos omega-3 intervienen activamente en la prevención del cáncer (parece que los ácidos grasos saturados no afectan al desarrollo de esta enfermedad).

Ante esta evidencia es primordial que aumentemos el consumo de grasas omega-3 (pescado azul, algas, nueces, semillas de lino) y disminuyamos radicalmente el de las omega-6. Para ello, el aceite de oliva virgen debe sustituir a los demás aceites vegetales (y margarinas) de uso culinario.

El poderoso papel de la fibra

Toda la fibra dietética es de origen vegetal y está formada por un conjunto heterogéneo de componentes que suelen ser resistentes a la digestión por parte de nuestras enzimas digestivas. No obstante, este compuesto vegetal sí que puede ser fermentado, en menor o mayor grado, por la flora bacteriana intestinal.

Se suele clasificar en fibra soluble (pectinas, mucílagos, gomas y fructooligosacáridos) e insoluble (celulosa, hemicelulosa y ligninas). En general, sus principales acciones son retrasar el vaciado gástrico, ralentizar la absorción de glucosa, reducir los niveles de colesterol y el tiempo de tránsito intestinal y aumentar el volumen de las heces.

Protector ante el cáncer

El aumento del contenido de fibra en la dieta se asocia a un menor riesgo de cáncer de colon, uno de los cánceres más comunes de Occidente. Asimismo, parece que este componente ejerce un efecto

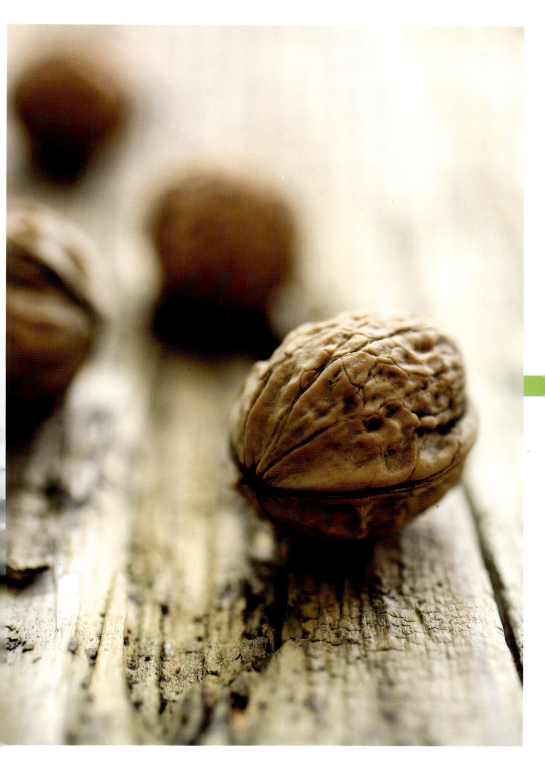

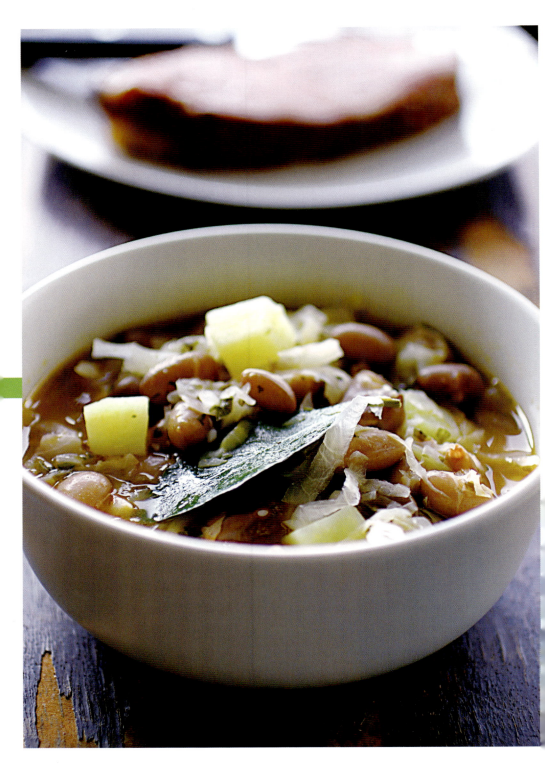

protector frente al cáncer de mama y también se intuye que puede estar involucrado en la prevención de los cánceres de boca, faringe, esófago, estómago, endometrio y ovario.

En el desarrollo del cáncer de colon, el exceso de carnes rojas, la grasa saturada y una alta ingesta de calorías están considerados factores de riesgo. Sin embargo, la ingesta de fibra disminuye la probabilidad de su crecimiento. Pero aunque es evidente que este compuesto vegetal es un agente preventivo de este tipo de tumor, todavía no se conocen con exactitud los mecanismos que utiliza para ejecutar dicha protección.

Se sospecha que la capacidad que tiene esta sustancia para disminuir el tiempo en que están en contacto las células intestinales con las sustancias tóxicas procedentes de la dieta tiene algo que ver con el efecto preventivo.

Por otro lado, cuando las bacterias de la flora intestinal fermentan la fibra, precisamente en el colon, se producen sustancias con acción anticancerígena como el ácido butírico, que podrían estar involucradas en la inhibición del desarrollo del tumor.

Por último, no hay que olvidar que el consumo de fibra implica el aumento de la ingesta de otras muchas sustancias fitoquímicas con propiedades preventivas que también forman parte del vegetal.

¿Qué cantidad necesitamos?

Aunque no conocemos al cien por cien el efecto de la fibra, se suele recomendar una ingesta de 25 a 35 gramos al día. Alcanzar este objetivo es tan fácil como incluir en la dieta de cada día legumbres, cereales integrales, frutas y verduras. Además de ser un agente preventivo de ciertos tipos de cáncer, recuerda que previene el estreñimiento, enlentece el vaciamiento gástrico y produce una gran sensación de saciedad. Esta última propiedad es de gran utilidad en el tratamiento de sobrepeso y la obesidad.

El ácido luteínico de acción anticancerígena se obtiene de la ingesta diaria de fibra

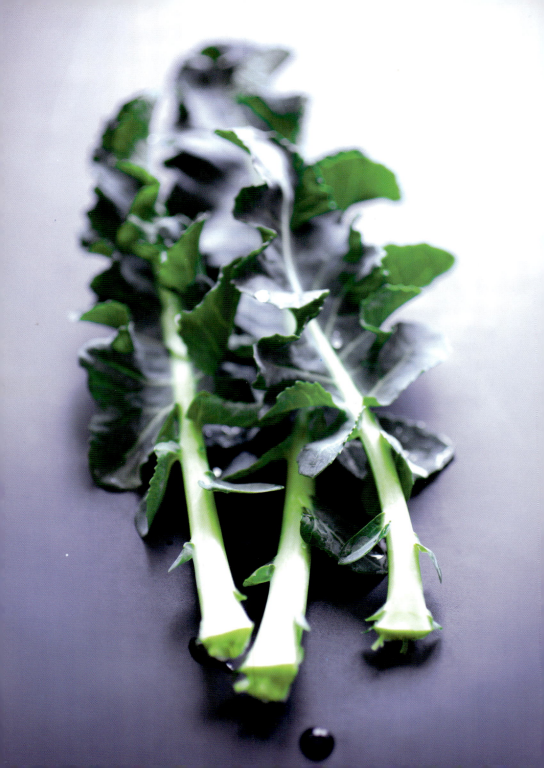

Las sustancias fitoquímicas: manantial de salud

Más allá de los nutrientes que forman parte de los alimentos, como ya hemos mencionado en el capítulo anterior, los vegetales también contienen muchos otros compuestos que aún no se conocen con exactitud. Algunos de ellos sí cuentan con estudios que confirman algunas de las funciones que desempeñan en el organismo. Sin embargo, otros muchos aún carecen de datos científicos que avalen su labor, e incluso, muy probablemente, haya elementos que ni siquiera sabemos que existen. Actualmente, el hecho de que determinados alimentos de nuestra dieta favorecen el desarrollo de tumores está confirmado, pero también es una gran evidencia que existen otros, especialmente del reino vegetal (frutas, verduras, cereales y legumbres), que siempre se proponen como agentes preventivos capaces de reducir este riesgo. Por este motivo, es fácil deducir que los vegetales constituyen un verdadero arsenal de valiosas moléculas anticancerígenas, de las que se va descubriendo el inmenso potencial terapéutico que poseen día a día. No se trata sólo de las habituales vitaminas, minerales y fibra que hemos revisado en el capítulo anterior, sino de otras sustancias: los compuestos fitoquímicos.

Los protectores del reino vegetal

Además de compuestos fitoquímicos, a estas moléculas se les denomina de diferentes maneras: fitonutrientes, nutracéuticos, fitoalimentos, farmanutrientes...

Muchas de estas sustancias actúan como enzimas u hormonas en el vegetal, otras son las responsables de sus propiedades organolépticas, es decir, de sus aromas, colores, sabores... y otras poseen propiedades antibacterianas, antifúngicas e insecticidas gracias a las cuales defienden a la planta del ataque de los posibles agresores (radicales libres, insectos, parásitos, hongos...). En definitiva, la función básica de muchos de los compuestos fitoquímicos conocidos es la de proteger al vegetal de todas las lesiones que pueda sufrir a lo largo de su vida y asegurar su supervivencia. Pues bien, aunque el estudio de los fitonutrientes es relativamente nuevo y los científicos especulan que solamente han sido identificados el 10% de los mismos, parece que la actividad que ejercen estos compuestos no se limita al mundo vegetal, ya que también transfieren algunos de sus efectos protectores al organismo humano, por lo que juegan un papel importante en la salud y prevención de enfermedades, especialmente el cáncer. Probablemente, los vegetales procedentes de la agricultura ecológica, al no ser tratados con fertilizantes ni pesticidas sintéticos, produzcan un mayor porcentaje de compuestos fitoquímicos, ya que los necesitan para su protección.

¿Son nutrientes esenciales?

En el pasado, según se fueron identificando algunos de los fitonutrientes que hoy se conocen, se les clasificó como vitaminas, que ,como todos sabemos, son micronutrientes esenciales para el organismo. Por ejemplo, a ciertos flavonoides se les denominó vitamina P, a algunos componentes de la col se les dio el nombre de vitamina U... Sin embargo, pronto se conocieron otros compuestos a los que ya no se les asignó tal denominación. El motivo fue que no se pudieron encontrar síntomas específicos relacionados con la deficiencia de la sustancia estudiada y, en consecuencia, no se les consideró como nutrientes esenciales.

Pero ahora, a pesar de no encontrarse dentro de la clasificación de nutrientes esenciales para los humanos, al ir comprobándose que tienen unas propiedades sorprendentes en la promoción de la salud y en la prevención o tratamiento de las enfermedades (incluida el cáncer), parece probable que, algún día, se reconsidere si realmente son o no esenciales. Basta con reflexionar acerca de si es lo mismo una dieta para sobrevivir o una dieta sana e inteligente para vivir con calidad de vida.

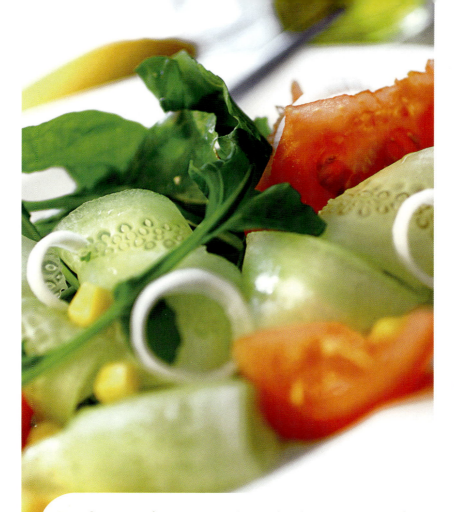

La farmacia vegetal: quimioprevención

La quimioprevención es el uso de sustancias de baja toxicidad, entre las que se incluyen muchos factores nutricionales, para interferir con el proceso de desarrollo del cáncer. Los compuestos quimiopreventivos presentes en lo que comemos o bebemos están siendo objeto de numerosas investigaciones que tratan de esclarecer cómo actúan. Y, aunque aún faltan muchos estudios para comprender todo el potencial preventivo y curativo que ofrecen los alimentos, actualmente se considera que los fitonutrientes constituyen un método aceptable, fácilmente aplicable y asequible para controlar y tratar el cáncer.

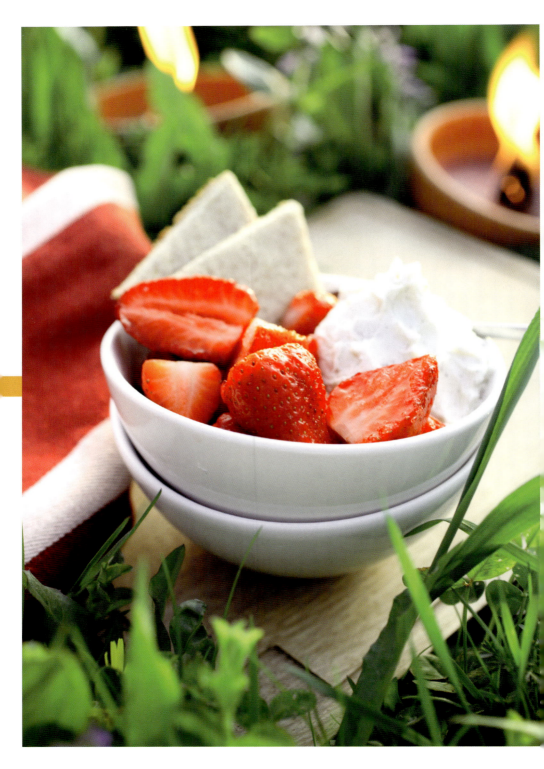

Los fitonutrientes que previenen el cáncer

Los investigadores han agrupado a los fitonutrientes según sus funciones protectoras, su estructura química y la actividad biológica que muestran. Estas moléculas presentan un amplio abanico de acciones beneficiosas, pero en este apartado sólo vamos a revisar algunas de las más destacadas como agentes quimiopreventivos del cáncer. Estos compuestos son los más investigados hasta el día de hoy, pero no quiere decir que sólo participen éstos en la prevención, sino que seguramente existen muchas otras sustancias bioactivas que todavía no se han identificado.

Los polifenoles

La mayoría de las frutas de colores vivos, como las bayas, uvas y arándanos de color violeta o las fresas y frambuesas de color rojo, son fuentes de polifenoles. Estas sustancias protegen a las plantas del deterioro causado por la oxidación, es decir, son fitonutrientes con acción antioxidante, la cual transfieren a nuestro organismo. En efecto, estas sustancias tienen una marcada acción protectora ante el efecto dañino de los radicales libres sobre el material genético de nuestras células, de manera que previenen las lesiones del ADN. Además, probablemente debido a algún otro mecanismo, muchos de ellos inhiben la iniciación, promoción y progresión de tumores.

Forman una amplia familia con más de 4.500 miembros, entre los que se encuentran los ácidos fenólicos como el ácido elágico y los flavonoides. Otros compuestos fenólicos de gran interés por su efecto quimiopreventivo son los curcuminoides (capítulo 17) de la cúrcuma y el resveratrol (capítulo 14), que está presente en uvas, cacahuetes, moras y demás frutos silvestres. Las hierbas aromáticas que utilizamos en la cocina también contienen de forma abundante polifenoles sencillos.

Las hierbas aromáticas, que dan sabor y aroma a los platos, son fuente abundante de polifenoles

127

El ácido elágico

El ácido elágico es un ácido fenólico que se encuentra en algunas frutas, especialmente en las fresas, frambuesas, granadas, zarzamoras, uvas negras, arándanos, grosellas y nueces. Tiene la función de proteger a la planta del ataque de la luz ultravioleta y de los virus, bacterias y parásitos. Se han realizado diversos estudios que han demostrado que esta sustancia es un potente agente anticancerígeno porque protege al ADN celular del ataque de sustancias carcinogénicas como, por ejemplo, los benzopirenos.

Los flavonoides

En el pasado, los flavonoides, también conocidos como bioflavonoides, se agrupaban todos juntos como vitamina P. Sin embargo, por ahora se conocen más de 1.500 diferentes. Por ejemplo, uno de los flavonoides más relevantes, aunque no el único, es la quercitina, que se encuentra en manzanas, peras, cerezas, uvas, cebollas, brócoli, ajo, té verde, uvas y vino tinto.

Estos fitonutrientes, además de tener una potente actividad antioxidante, están involucrados en la inhibición de la enzima lipooxigenasa, la cual es fundamental en los procesos de inflamación. Por este motivo, estas sustancias tienen la capacidad de reducir las reacciones alérgicas e inflamatorias. Asimismo, estos compuestos fitoquímicos estimulan el funcionamiento del sistema inmune, protegen a los pulmones frente a los agentes contaminantes del ambiente y del humo del tabaco y tienen un probado efecto anticancerígeno, ya que inhiben la formación de nitrosaminas, potencian la actividad de la glutation peroxidasa (con lo que favorecen la destoxificación del organismo) y reducen los procesos inflamatorios.

Otros compuestos relacionados con los flavonoides son los antocianos (capítulo 16) y las catequinas o catecoles (capítulo 15). Los primeros son los pigmentos responsables del color azul-púrpura que presentan algunas frutas, especialmente la uva negra, el arándano y la grosella. En cuanto a las catequinas, se encuentran principalmente en el té verde y, en menor medida, en el vino tinto.

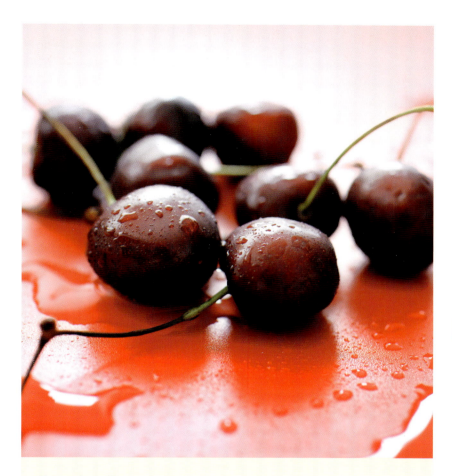

Las isoflavonas

Las isoflavonas de la soja (capítulo 13) son uno de los grupos de flavo-noides más estudiados en la actualidad, por su efecto fitoestrogénico. Entre sus múltiples funciones, los estudios muestran que algunas de estas sustancias son capaces de inhibir la producción de ciertas en-zimas implicadas en la formación y desarrollo de tumores. Del mismo modo, estos fitonutrientes tienen la capacidad de evitar la formación de nuevos vasos sanguíneos (la angiogénesis).

Los terpenos

Al igual que los polifenoles, los terpenos también forman una familia de moléculas muy abundante. Dentro de ella, los carotenoides y los limonoides son los miembros más relevantes ante la prevención del cáncer. Estos fitonutrientes también actúan como antioxidantes, pero, además, por otros mecanismos que aún no se conocen bien desempeñan un papel importante en la quimioprevención.

Los carotenoides

Los carotenoides son los pigmentos responsables de la gran mayoría de los colores amarillos, anaranjados o rojos presentes en los alimentos vegetales. Constituyen una familia de aproximadamente 600 moléculas liposolubles. Como ya vimos en el capítulo anterior, dentro de este grupo se encuentran los beta carotenos o provitamina A y otros muchos como el licopeno.

El licopeno se encuentra principalmente en el tomate (capítulo 11) y, en menor medida, en el pimiento rojo, el pomelo rosado y la sandía. Este fitonutriente no tiene actividad provitamina A; sin embargo, es más potente como antioxidante y agente quimiopreventivo que el beta caroteno.

Los limonoides

Por su parte, los limonoides (capítulo 12) se hallan presentes en las pieles de las frutas cítricas. Pues bien, estas sustancias bioactivas se utilizan como biopesticidas, pero además están involucradas en la prevención del cáncer de mama.

Por otro lado, el D-limoneno estimula ciertas enzimas que promueven la desintoxicación en el hígado.

Los cítricos son fuente de limonoides, sustancias bioactivas en la prevención del cáncer

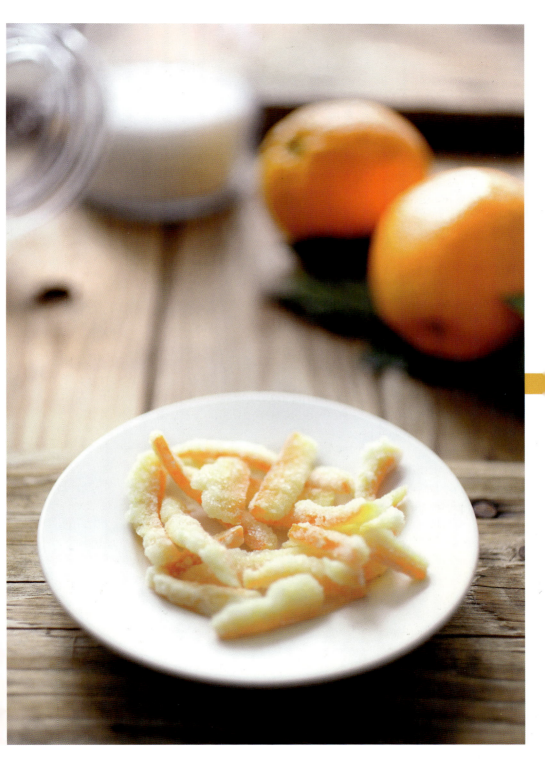

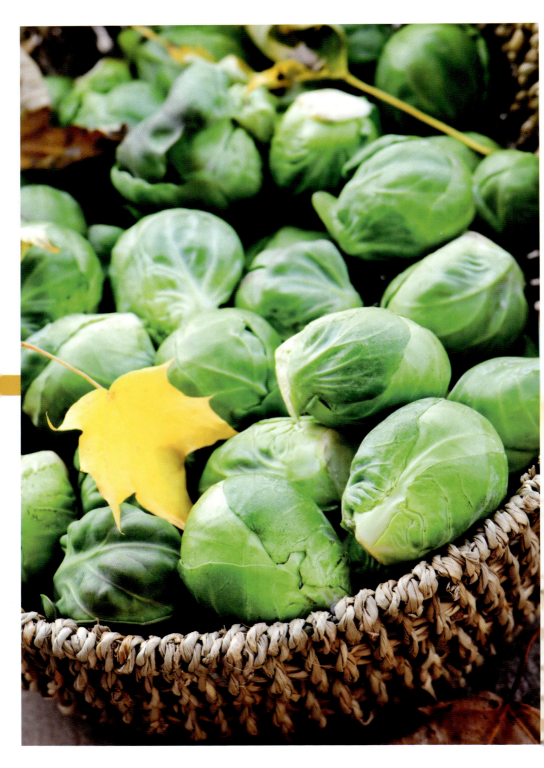

Los compuestos azufrados

Todos los compuestos sulfurados (o azufrados) se caracterizan por su fuerte olor, el cual se debe a la presencia de azufre. Los glucosinolatos o heterósidos azufrados (isotiocianatos e indoles) y los tiosulfinatos son los más relevantes como agentes anticancerígenos.

Los glucosinolatos

La distribución de los glucosinolatos es muy restringida. Se encuentran mayoritariamente en la familia de las crucíferas (col, brócoli, coliflor, coles de Bruselas, nabo) y la de la mostaza. Estos compuestos son los responsables del fuerte olor y el sabor áspero que caracteriza a estos vegetales y protegen a la planta del ataque de los insectos.

Estas moléculas, cuando se mastica bien la verdura que las contiene, tienen la capacidad de liberar dos tipos de sustancias diferentes, ambas con una gran capacidad quimiopreventiva: los isotiocianatos y los indoles.

- **Los isotiocianatos**

  Estudios epidemiológicos recientes han demostrado que los isotiocianatos proporcionan una eficaz protección natural frente a agentes cancerígenos. Su efecto quimiopreventivo se debe a su capacidad para activar diversas enzimas encargadas de la desintoxicación hepática, al mismo tiempo que evitan la formación de ciertas sustancias que promueven el crecimiento de tumores. Asimismo, inducen a las células cancerosas el fenómeno de apoptosis (se autoeliminan).

- **Los indoles**

  Los indoles, aunque también proceden de los glucosinolatos, tienen la particularidad de que no contienen azufre. Estas sustancias tienen unas propiedades quimiopreventivas similares a los isotiocianatos. Pero, además, se ha confirmado que tienen la capacidad de reducir los efectos de una elevada actividad estrogénica (los estrógenos son las hormonas femeninas). Estudios experimentales demuestran que estos fitonutrientes ejercen un efecto quimiopreventivo frente al cáncer de mama y colon.

Los tiosulfinatos

Los tiosulfinatos se encuentran en el ajo, cebollas, cebollinos, puerros y chalotes. Entre otras muchas actividades, se ha demostrado que el consumo de ajo inhibe la formación de nitrosaminas. Además, estas sustancias bioactivas parece que estimulan el funcionamiento del sistema inmunitario y que están involucradas en los procesos de detoxificación del hígado.

No sólo importa el efecto antioxidante

Muchos fitonutrientes tienen propiedades antioxidantes, además de ejercer otras muchas acciones. Mientras que otros también desempeñan muchas funciones, pero no son antioxidantes. No obstante, el hecho de carecer de este efecto no los convierte en menos valiosos, ya que para prevenir el cáncer es necesario actuar desde diferentes niveles. Recuerda que los antioxidantes bloquean el ataque de los radicales libres y, en consecuencia, evitan el daño al ADN celular. Por este motivo, suelen desempeñar su efecto quimiopreventivo durante la fase de iniciación de un tumor. Además, estas sustancias favorecen la estabilidad de la membrana celular y la función inmunitaria.

Alimentos, sí. Complementos, no

Resumiendo lo visto: el hecho de que muchos alimentos tengan un efecto quimiopreventivo se debe a que poseen una serie de sustancias con actividad biológica, que les confieren la capacidad para actuar en determinados niveles del desarrollo de un tumor. Y, aunque aún quedan muchos compuestos fitoquímicos por des-

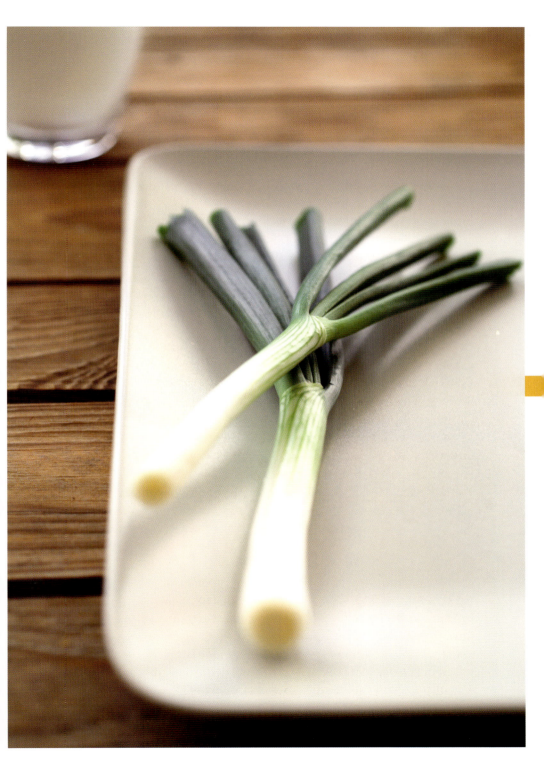

cubrir, algunas de estas moléculas han sido identificadas y aisladas y su estudio ha permitido comprender mejor sus efectos sobre el organismo.

Evidentemente, esto ha conducido a la industria farmacéutica a comercializar todo un universo de suplementos con dosis elevadas de uno o varios compuestos fitoquímicos que prometen tal o cual efecto. No hace mucho, los más usuales eran los suplementos de una o varias vitaminas y minerales que, si bien en ciertos casos y durante periodos cortos de tiempo sirven de ayuda para superar una situación determinada, a la larga no proporcionan los efectos esperados. Pues bien, ahora no sólo se comercializan complementos vitamínicos, sino que existen infinidad de productos con alguno de los compuestos fitoquímicos más de moda. Realmente el uso de estos productos hace furor.

Pero lo que no se suele tener en cuenta es que, en la mayoría de los casos, el poder medicinal de un determinado vegetal depende de varios principios activos y no de uno solo. Frecuentemente, existen sinergismos entre ellos, lo que conduce a que un mismo alimento actúe en diferentes niveles y que sus efectos estén potenciados. Por este motivo, resulta mucho más eficaz el uso del alimento completo que el de uno de sus principios activos por separado.

Por otro lado, tampoco se suele reflexionar acerca de las dosis de estas sustancias. Los suplementos contienen concentraciones mucho más elevadas de una sustancia fitoquímica concreta que los alimentos. Pero, lejos de ser una panacea, este hecho incluso puede ser contraproducente. En efecto, una sustancia bioactiva a las dosis adecuadas ofrece su mejor cara, pero, en algunas ocasiones, puede convertirse en tóxica a dosis elevadas. Por tanto, es fundamental ser prudente y utilizar este tipo de productos sólo cuando sean necesarios y, por supuesto, siempre con el asesoramiento de un profesional de la salud.

El poder medicinal de los vegetales suele depender de diferentes principios activos

La salud en la mesa

Prácticamente todos los vegetales tienen sustancias beneficiosas para la salud, pero algunos destacan especialmente por su contenido en fitonutrientes activos contra el cáncer. Por ejemplo, no tienen el mismo efecto anticancerígeno unas alcachofas que unas coles de Bruselas, por muy sanas que sean las primeras. Y es que la composición de las plantas varía mucho de unas a otras. Por tanto, unos alimentos tendrán mayor concentración de una sustancia concreta y otros de otra. Incluso, algunos compuestos fitoquímicos se encuentran exclusivamente en un sólo tipo de vegetal.

Por este motivo, una dieta sana que nos ayude a prevenir el cáncer ha de ser equilibrada y, sobre todo, que incluya una gran variedad de alimentos vegetales de todos los colores, sabores y texturas. Con la lectura de las páginas siguientes conocerás mejor algunos de los alimentos con mayor poder quimiopreventivo que se conocen en la actualidad. Esto te dará la oportunidad de seleccionarlos conscientemente para que formen parte de tu dieta diaria. Con ellos puedes elaborar las más creativas y variadas combinaciones, ya que además de ser todo un placer para el paladar, potenciarán su efecto medicinal. Pero ten en cuenta que los vegetales que se incluyen en este libro no son los únicos que contienen fitonutrientes protectores. Por ejemplo, el chocolate negro, las manzanas, algunas setas y algas... se están empezando a investigar porque existen indicios de su actividad beneficiosa frente a esta enfermedad.

Si tenemos en cuenta que comemos todos los días, bien merece la pena que nos alimentemos con los productos sanos que más eficazmente actúen a nuestro favor, a pesar de que no exista ningún estudio que confirme que una alimentación concreta pueda prevenir el cáncer. Además, tenemos la certeza de que ningún alimento vegetal elaborado con técnicas culinarias sencillas pondrá en peligro nuestra salud. Aunque no todos disponen de estudios científicos, son miles de años de consumo los que avalan su seguridad (no provocan efectos secundarios).

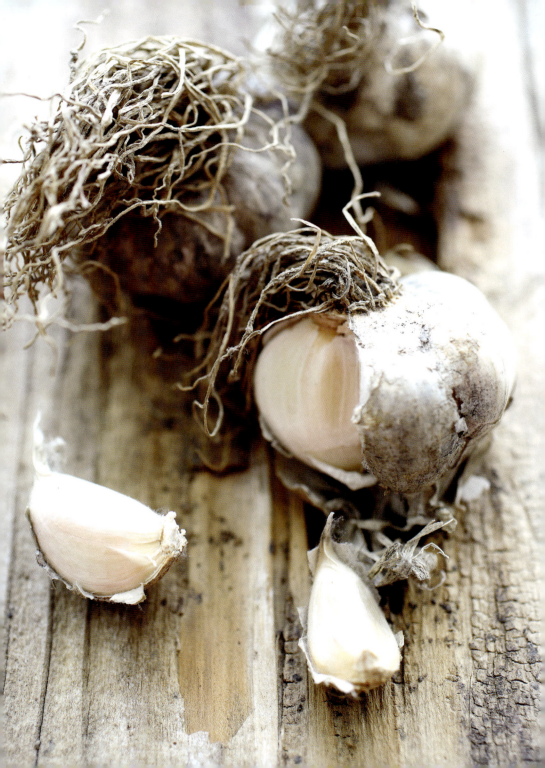

El ajo:
un gran aliado de la salud

De sabor muy mediterráneo, las virtudes culinarias y medicinales del ajo (*Allium sativum* L.) ya eran bien conocidas por los antiguos egipcios, hebreos, griegos y romanos. Efectivamente, se le conoce desde hace más de 5.000 años y siempre ha gozado de un gran protagonismo en las cocinas, farmacopeas e, incluso, en los rituales mágico-religiosos de todas las culturas.

Los griegos lo consideraban como fuente de fortaleza física y, por ello, se lo ofrecían a los atletas antes de las competiciones en los Juegos Olímpicos. En Egipto lo plantaban en los cruces de caminos como señal de protección contra posibles maleficios. En la Edad Media se utilizaba para combatir la peste. De hecho, los médicos se aplicaban una mascarilla impregnada con él para asistir a los apestados.

Se cree que es originario de Asia Central, pero su cultivo se ha extendido por el mundo entero. El bulbo del ajo está formado por 12 o 15 bulbillos o "dientes de ajo" envueltos en capas finas. El conjunto que forman es lo que conocemos como "cabeza de ajo". Pertenece a la misma familia de especies tan conocidas como las cebollas, las cebolletas, el cebollino y el puerro. Todos ellos son alimentos ricos en compuestos sulfurados muy volátiles y picantes, a los que les deben sus virtudes medicinales. Los ajos que se plantan a finales de otoño se recolectan a los ocho meses, es decir, en los meses de verano. Sin embargo, los plantados en primavera tan sólo requieren cuatro meses para su cosecha. Esto permite que siempre estén disponibles en los mercados, gracias también a su gran resistencia, que hace que una vez secos y en sitio fresco se conserven en perfecto estado durante muchos días.

El alimento *curalotodo*

En los últimos treinta años se han realizado numerosos estudios sobre la química y las propiedades farmacológicas del ajo. Prácticamente se podría decir que es un *curalotodo*, ya que cuenta con numerosas propiedades beneficiosas bien documentadas, la mayoría de las cuales se atribuyen principalmente a sus componentes azufrados.

Sus excelentes cualidades antisépticas y antibióticas son ampliamente conocidas. Éstas, junto con su capacidad para potenciar las defensas, lo convierten en un remedio muy eficaz para tratar desde infecciones respiratorias a las infecciones urinarias, sobre todo cuando se toma crudo. A diferencia de los antibióticos habituales, que deprimen las defensas contra otras futuras infecciones, el ajo no sólo combate la enfermedad sino que además estimula el sistema inmune del organismo.

Pero, además, es vasodilatador y fluidifica la sangre (anticoagulante), por lo que favorece la circulación sanguínea y evita la formación de trombos. Asimismo, disminuye la presión arterial y los niveles altos de colesterol y, por si esto fuera poco, es un potente antioxidante. Por vía externa es un remedio eficaz para eliminar callos y verrugas.

Precauciones

Durante la lactancia no es recomendable su uso y las personas con trastornos de la coagulación han de ser muy prudentes con él.

Por otro lado, es recomendable evitar tomar dosis elevadas de complementos dietéticos y preparados fitoterapéuticos de ajo unos diez días antes de una intervención quirúrgica, ya que podrían aumentar el riesgo de hemorragia.

Antioxidante y potente anticancerígeno

Ya se ha mencionado que el ajo fresco posee efecto antioxidante. Este se debe a la capacidad de algunos de sus componentes para inhibir la formación de radicales libres y para aumentar la producción de enzimas antioxidantes como la superóxido dismutasa y la glutation peroxidasa que están implicadas en la desactivación y eliminación de las sustancias carcinogénicas.

Por otro lado, diversos estudios epidemiológicos han evidenciado que el consumo de ajo reduce el riesgo de desarrollar determinados tipos de cáncer, como el gástrico, el colorrectal o el de mama. La propiedad antioxidante mencionada interviene en este efecto, ya que debido a ella este alimento consigue que muchas sustancias carcinogénicas sean bloqueadas o eliminadas antes de que consigan lesionar las células. Pero, además, este vegetal es capaz de inhibir la formación de nitrosaminas, que son sustancias con un gran poder para dañar el ADN de las células.

El ajo también reduce el riesgo de desarrollar un tumor actuando a otro nivel, ya que sus compuestos fitoquímicos inducen la muerte de las células cancerosas por el proceso de apoptosis (se suicidan), por lo que reducen el crecimiento y la propagación del cáncer.

No hay que olvidar que este alimento también estimula la función del sistema inmunitario porque interviene en la estimulación de la proliferación de linfocitos y de macrófagos y potencia la actividad de las células asesinas naturales (NK).

Compuestos azufrados

El ajo contiene numerosos componentes activos, de entre los cuales destacan sus compuestos azufrados. Si el bulbo está intacto y fresco el mayoritario es la aliína, que es una molécula sulfurada volátil, inodora e inestable. Cuando los bulbos de ajo son almacenados a baja temperatura, la aliína se mantiene inalterable, mientras que cuando el ajo es machacado o triturado, esta sustancia se transforma en alicina, por la acción de la enzima aliinasa. Este nuevo componente también es muy inestable y se transforma con extrema rapidez en otros compuestos azufrados (tiosulfinatos). Algunos de los tiosulfinatos más estudiados del ajo son el sulfuro de dialilo, el disulfuro de dialilo y los ajoenos. Además de estas sustancias fitoquímicas, el bulbo de ajo contiene sales minerales (selenio), lípidos, aminoácidos esenciales y vitaminas, así como otros fitonutrientes (saponósidos, terpenos, enzimas y flavonoides).

Sus efectos indeseables

Se considera que el ajo carece de toxicidad. Los efectos adversos más frecuentes que puede producir están relacionados con el mal aliento y olor corporal, por lo que no conllevan riesgos para la salud. No obstante, en algunos casos menos habituales y cuando es consumido en dosis elevadas, el ajo puede producir dolor abdominal, sensación de saciedad, náuseas y flatulencia.

Con un diente de ajo es suficiente

El ajo está al alcance de todos, ya que simplemente uno o dos dientes de ajo diarios son suficientes para que ejerza su efecto quimiopreventivo. Para aprovechar sus virtudes, basta con incluirlo en la dieta de cada día, lo que resulta muy fácil gracias a su gran versatilidad. Sólo a quienes tienen el estómago delicado puede resultarle indigesto.

Aunque crudo goza de pocas simpatías por el mal aliento que produce, es más eficaz que cocinado. Para disminuir el olor, puedes combinarlo con aceite de oliva virgen. De esta manera, no sólo se conserva la eficacia terapéutica del ajo, sino que se suman las propiedades beneficiosas de la grasa.

También se puede usar en cápsulas (con el ajo pulverizado) y en aceite esencial. Estas presentaciones comerciales tienen la ventaja de ser muy prácticas y bien toleradas por quienes no soportan el aliento que inevitablemente provoca el fresco. Pero, antes de decantarte por ellas, piensa que en estos productos "desodorizados" el alimento está refinado y, en consecuencia, no contienen una buena parte de los compuestos sulfurosos, que son los responsables de muchos de los beneficios terapéuticos.

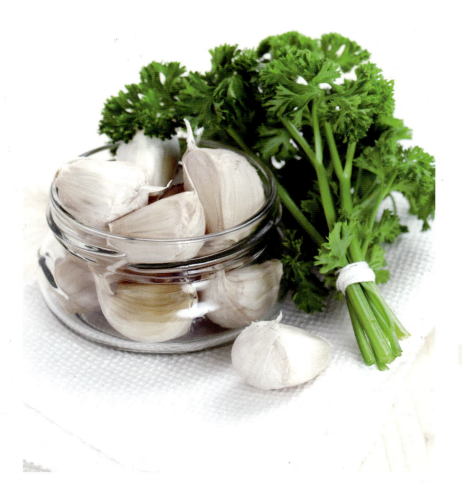

Siempre en la cocina

El ajo es un ingrediente estrella de muchos platos de la cocina mediterránea, a los que confiere no sólo su fuerte aroma y sabor, sino
también sus propiedades beneficiosas. Se usa tanto entero como
picado, rallado, laminado... y ocupa un lugar de honor en la elaboración de salsas y los aliños de ensaladas. Por ejemplo, en nuestro
país es típico el majado de ajo crudo con perejil, para usarlo en la
terminación de platos, generalmente fríos, a la plancha o al horno.
En otras recetas, se saltea o se fríe durante la elaboración del plato.

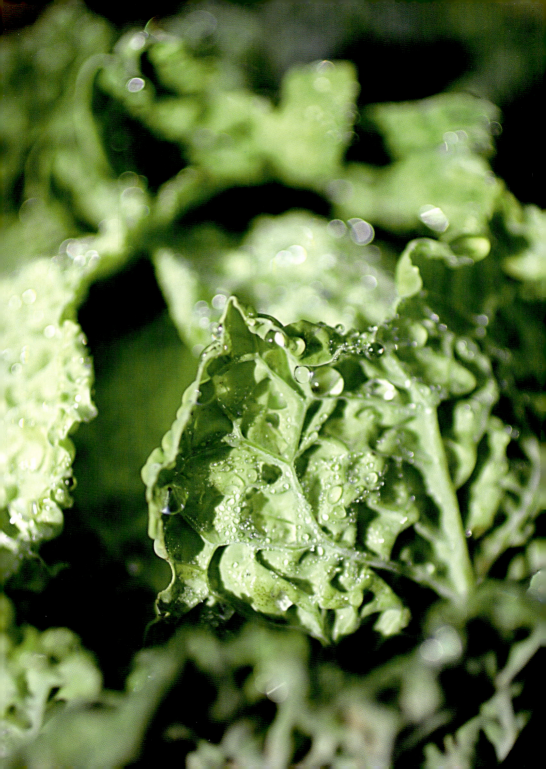

Las coles y su familia

Las coles (*Brassica oleracea*) pertenecen a la familia de las Crucíferas, como la coliflor, el brócoli, las coles de Bruselas... Esta familia vegetal es originaria de la cuenca mediterránea y sus variedades han sido consumidas desde la Antigüedad. En la época grecorromana, además de apreciarlas como alimento, ya se conocían algunas de sus virtudes medicinales. Catón el Viejo, filósofo romano del siglo II a.C., atribuía a las berzas la buena salud de los romanos. En épocas posteriores se las consideró como un alimento propio de las clases más humildes, hasta que hace algunas décadas se puso de manifiesto su poderoso poder anticancerígeno. Ahora están de moda y su consumo, afortunadamente, en auge.

Una verdadera farmacia vegetal

Las coles están consideradas como una buena fuente de fibra, así como de vitaminas y minerales. En relación con su contenido vitamínico destaca la presencia de vitamina C, beta caroteno, ácido fólico y vitamina B_6. En menor proporción, contienen otras vitaminas del grupo B, como la B_1, B_2 y B_3. La cantidad de provitamina A varía mucho de unas coles a otras, pero por norma general tendrán mayor concentración cuanto más verdes sean. En cuanto a su contenido en minerales, todas son muy ricas en potasio y fósforo. Asimismo, poseen pequeñas cantidades de hierro, magnesio y calcio. Pero, en lo que realmente marcan la diferencia respecto a los demás vegetales, es en su alto contenido en elementos fitoquímicos. En concreto, todas ellas son fuente de compuestos sulfurados (glucosinolatos, isotiocianatos e indoles) de probado efecto quimiopreventivo. Otros agentes anticancerígenos que se encuentran dentro de su composición son algunos flavonoides, como la quercetina.

Alimentos de eficacia probada

Es un hecho conocido que las coles y su familia combaten la ulcera gastroduodenal y la gastritis. Los primeros investigadores atribuyeron la acción antiulcerosa de estas hortalizas a una sustancia que denominaron vitamina U, pero ahora sabemos que esta acción no se debe a dicha vitamina sino a sus compuestos azufrados. De hecho, se ha avanzado más y en estudios recientes se ha puesto de manifiesto la capacidad de estas hortalizas para eliminar la bacteria *Helicobacter pylori* (agente responsable del desarrollo de úlceras gástricas y gastritis), así como la de proteger del cáncer de estómago.

Asimismo, las crucíferas son alimentos cardiosaludables, ya que son una excelente fuente de sustancias antioxidantes y fibra cuya relación con la prevención de las enfermedades coronarias es una afirmación bien documentada. Además, la fibra de estos vegetales contribuye a reducir las tasas de colesterol sanguíneo, a mejorar el control de la glucemia en los diabéticos y ejerce acción laxante, por lo que previene el estreñimiento. Por otro lado, estas hortalizas contienen dos carotenoides, luteína y zeaxantina, que juegan un papel importante en la prevención de la degeneración macular y el desarrollo de cataratas asociado a la edad.

Precauciones

A pesar de los múltiples efectos beneficiosos que presentan, no todas las personas pueden tomar estas verduras. Por ejemplo, pueden provocar molestos gases intestinales a quienes padecen malas digestiones. Además, tienen un alto contenido en purinas, que son unas sustancias que el organismo transforma en ácido úrico, por lo que el consumo de estos vegetales no es recomendable para quienes tengan niveles elevados de este compuesto (hiperuricemia) ni enfermedades renales. Por últi-

Las crucíferas tienen sustancias que impiden asimilar bien el yodo pero se destruyen en la cocción

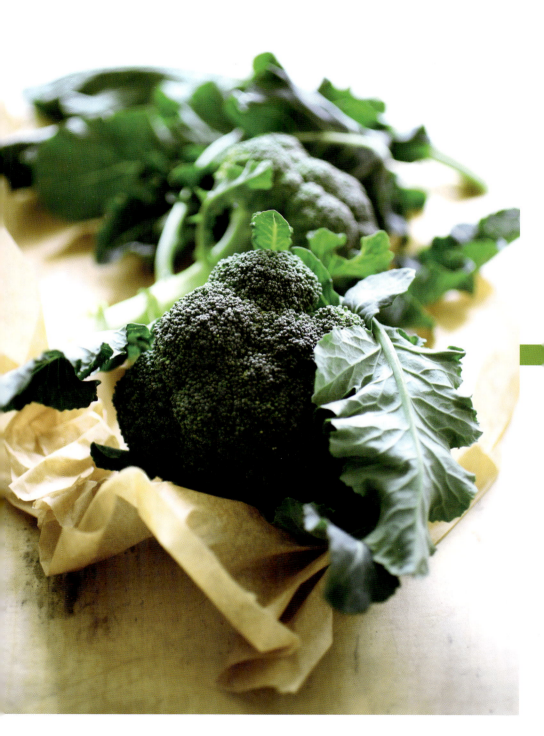

mo, las crucíferas contienen compuestos bociógenos, que son unas sustancias que producen inflamación de la glándula tiroides y, en consecuencia, impiden la asimilación de yodo. Aunque estas moléculas se destruyen al cocinar las verduras, lo mejor es ser prudente y no consumirlas más de cuatro o cinco veces a la semana.

Poderosos agentes quimiopreventivos

Las crucíferas aparecen siempre a la cabeza de los vegetales con capacidad quimiopreventiva. Numerosas investigaciones coinciden en afirmar el potente efecto que ejercen estas verduras ante la prevención de diversos tipos de tumores como el de pulmón, el de mama, el de vejiga, el del aparato digestivo (estómago, colon y recto) y el de próstata. Por tanto, si bien el consumo abundante de fruta y verdura es un pilar esencial para protegernos del cáncer, la ingesta de este tipo de hortalizas, varias veces a la semana, es especialmente recomendable en una dieta anticancerígena.

Y es que esta familia vegetal probablemente es la que mayor concentración de compuestos quimiopreventivos aporta. Por ejemplo, los glucosinolatos, que son unos compuestos azufrados típicos de las crucíferas, al romperse dan lugar a isotiocianatos e indoles diferentes, todos ellos fitonutrientes con propiedades protectoras.

Pero, aunque todas las crucíferas están dotadas de sustancias bioactivas frente al cáncer, las concentraciones y tipos de estos compuestos variarán de una variedad a otra. Por ejemplo, el brócoli es el único miembro de esta familia vegetal que contiene una cantidad significativa de sulforafano. Estas sustancia es un isotiocianato con la capacidad de acelerar significativamente la eliminación de sustancias tóxicas del organismo e induce el proceso de apoptosis de las células cancerosas (se suicidan).

> La cocción rápida y con poca agua ayuda a preservar los fitonutrientes de las crucíferas

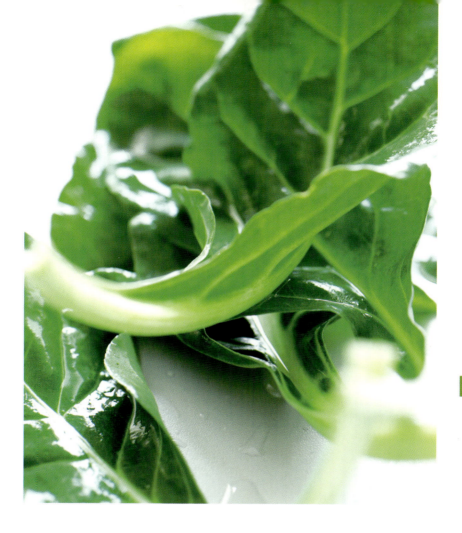

En la cocina

Aunque se pueden consumir en crudo, frecuentemente estas verduras se preparan hervidas, solas o como guarnición de otros platos. Los glucosinolatos son muy solubles en agua, por lo que una
cocción muy prolongada en agua abundante provocará una disminución considerable de este tipo de fitonutriente. Por este motivo,
las técnicas culinarias más recomendables para preparar crucíferas
son las cocciones rápidas con poca agua, preferentemente al vapor
(tres o cuatro minutos) o el salteado con aceite de oliva virgen.

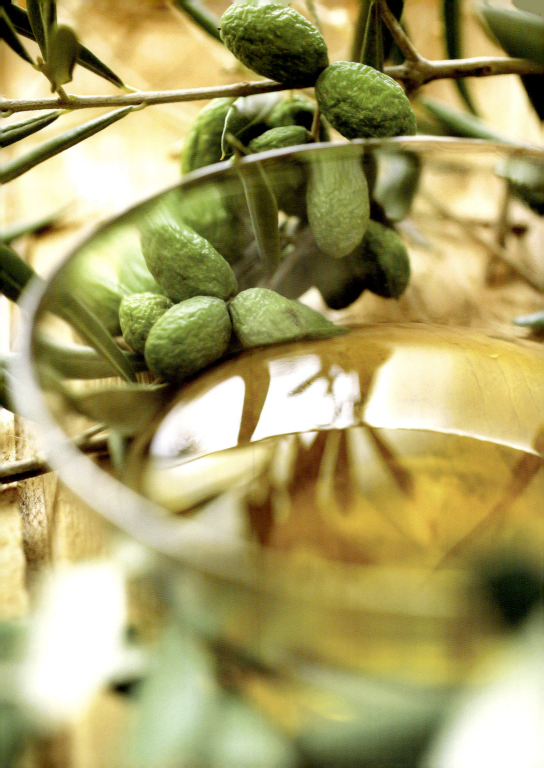

El aceite de oliva virgen: de vuelta a la dieta mediterránea

El legendario árbol del olivo (*Olea europaea*) ha estado siempre presente en la historia de los hombres, tanto en los rituales sagrados como en la vida cotidiana. De hecho, además de ser uno de los cultivos básicos de los pueblos mediterráneos, se ha convertido en símbolo universal de la paz, la victoria y la vida.

Resulta muy difícil precisar su origen, aunque la mayoría de los historiadores apoyan la teoría de que el olivo procede de la antigua Mesopotamia (hace unos 6.000 años). En cuanto al aceite obtenido de sus frutos, los primeros documentos escritos que lo mencionan se encuentran en las tablillas minoicas que constituyen el mayor testimonio arqueológico cretense de la corte del rey Minos (2500 a.C). Para esta civilización, probablemente este producto fue la base de su desarrollo, incluso lo exportó a Egipto, donde se utilizaba con finalidades alimenticias, cosméticas y como combustible de las lámparas votivas.

Durante esta época, la tecnología de extracción del aceite se fue perfeccionando, de manera que ya en la Antigua Grecia se convirtió en una sustancia de capital importancia. La producción aceitera griega, junto a la fenicia, invadió los mercados del Mediterráneo y el imperio romano aseguró que las rutas básicas para ese comercio quedaran abiertas. Hoy, el olivo se ha extendido por todos los continentes y el aceite vuelve a ser protagonista en la cocina, tanto por sus múltiples propiedades culinarias como terapéuticas.

Mucho más que una grasa

Desde el punto de vista nutritivo, el aceite de oliva virgen destaca por su elevado aporte de grasas monoinsaturadas, vitamina E y compuestos fitoquímicos. Su riqueza en ácido oleico (ácido graso monoinsaturado) le singulariza frente a otros aceites. En menor proporción, también contiene ácido linoleico (omega-6) y linolénico (omega-3) y, aun en más pequeña cantidad, ácido palmítico (ácido graso saturado). La distribución que posee de estos compuestos es la que más se aproxima a la óptima según la American Heart Association (AHA).

Además, el aceite virgen contiene otros elementos de marcado efecto antioxidante como la vitamina E (dos cucharadas soperas cubren un 50% de la ingesta diaria recomendada en el hombre y un 62.5 % en la mujer) y los compuestos fenólicos (hidroxitirosol, oleuropeína, flavonoides y catequinas). Entre otras acciones, estos últimos poseeen actividad quimiopreventiva.

Otras sustancias de gran interés que incluye esta grasa son los beta carotenos y otros carotenoides, también con efecto antioxidante. Del mismo modo, el aceite de oliva virgen es una buena fuente de fitoesteroles, que son unas moléculas similares al colesterol, pero con la propiedad de impedir la absorción intestinal del mismo.

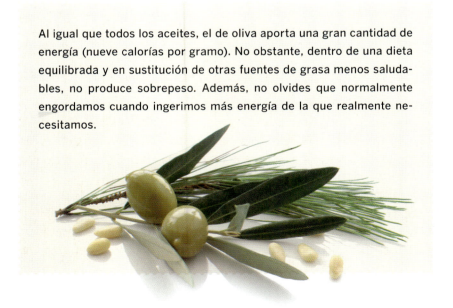

Al igual que todos los aceites, el de oliva aporta una gran cantidad de energía (nueve calorías por gramo). No obstante, dentro de una dieta equilibrada y en sustitución de otras fuentes de grasa menos saludables, no produce sobrepeso. Además, no olvides que normalmente engordamos cuando ingerimos más energía de la que realmente necesitamos.

Elige siempre aceite de oliva virgen

Dentro de los diferentes tipos de aceite de oliva, el que nos interesa especialmente para la prevención del cáncer es el de oliva virgen, es decir, el que se obtiene de la primera presión en frío. Este producto nunca está refinado y a los únicos procesos a los que se somete son de tipo físico. Por tanto, es el auténtico zumo natural de la aceituna y, en consecuencia, conserva el sabor, los aromas, los nutrientes, las vitaminas y los compuestos fitoquímicos del fruto.

No debes confundirlo con el aceite de oliva a secas, que es el más común en el mercado. Este producto se obtiene al mezclar aceite de oliva refinado con el virgen. Sus características sensoriales son buenas; sin embargo, el aceite refinado prácticamente no contiene vitaminas ni otras muchas sustancias fitoquímicas.

Una grasa buena para la salud

El aceite de oliva virgen es un alimento esencial en el conjunto de una dieta sana y equilibrada. Actualmente está bien establecido que esta grasa ejerce un importante papel preventivo y terapéutico en el tratamiento de las enfermedades cardiovasculares. En un principio, los efectos terapéuticos se atribuyeron mayoritariamente a su elevado contenido en ácido oleico; sin embargo, en los últimos años, distintos estudios han puesto de manifiesto el papel protector de las sustancias antioxidantes, también presentes en él.

Pero, además, está probado que el consumo diario de aceite de oliva virgen favorece la longevidad, retrasa la aparición de problemas cognitivos, mejora la diabetes y previene el desarrollo de ciertos tumores. Además, reduce la acidez gástrica, es un laxante eficaz y estimula la absorción de minerales como el calcio.

Prevención del cáncer

A pesar de que el papel protector del aceite de oliva virgen frente al cáncer está comenzando a ser investigado, su consumo se asocia con una menor incidencia de determinados tipos de tumores, especialmente el de mama y el de colon.

Por ahora está comprobado que mientras que los ácidos grasos poliinsaturados omega-6 promueven el desarrollo de tumores, los ácidos grasos monoinsaturados propios de esta grasa (mayoritariamente el ácido oleico) no estimulan los procesos cancerígenos. Del mismo modo, la vitamina E y los polifenoles como el hidroxitirosol, la oleuropeína, los flavonoides y las catequinas presentes en el aceite virgen han demostrado tener propiedades antioxidantes y anticancerígenas, aunque todavía no están esclarecidos los mecanismos que utilizan para ejercer esta última actividad.

Complemento esencial de todos los platos

Una de las bases que justifican la salubridad de la dieta mediterránea es el protagonismo del aceite de oliva, eje fundamental en torno al cual se elaboran la mayoría de los platos de dicha dieta. De hecho, se podría decir que sin él este tipo de alimentación no existiría.

La cocina de los países mediterráneos, sencilla y tradicional, rica y variada, tiene el atractivo de armonizar el placer con la salud. Por supuesto, esto se lo debe a su elemento estrella, ya que a través de su uso en aliños, aderezos o cualquier tipo de elaboración culinaria consigue realzar los sabores y hacer mucho más apetecibles otros alimentos como frutas, verduras, legumbres, pescados o carnes.

Y es que al usar aceite de oliva virgen como grasa principal de adición, reduces significativamente el uso de otras como la mantequilla, la margarina, el aceite de girasol... Además, su consumo suele ir acompañado de gran cantidad de verduras y hortalizas y, además, junto a él es frecuente utilizar algunas hierbas aromáticas y especias, cuyo efecto protector sobre la salud también es importante. Casi todas estas plantas no sólo son digestivas sino que también ejercen propiedades antioxidantes.

Sabores, aromas y texturas de la cocina mediterránea se realzan con aceite de oliva virgen

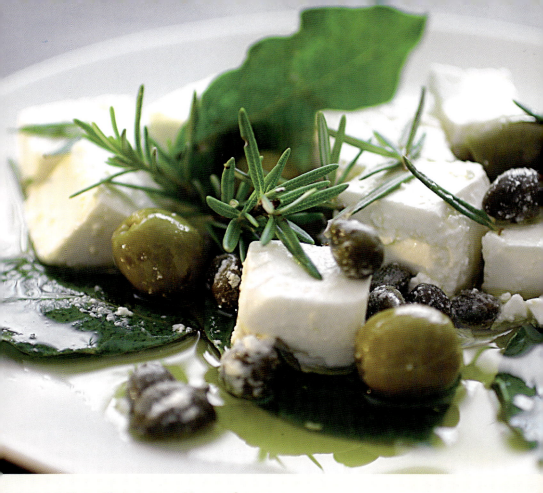

La dieta mediterránea

A partir del *Estudio de los Siete Países* del profesor Keys, de la Escuela de Salud Pública de la Universidad de Minnesota, se "redescubrió" la dieta mediterránea. En él se evidencia que en la población de la isla de Creta, cuya alimentación se basa en verduras, hortalizas, legumbres, frutas, pescado, aceite de oliva y vino, se produce una menor mortalidad cardiaca y una mayor expectativa de vida respecto a la de los habitantes de América del Norte y otros países anglosajones y centroeuropeos. A raíz de las conclusiones de este estudio y otras investigaciones posteriores se ha acuñado el término de "dieta mediterránea" como modelo a seguir en medicina preventiva.

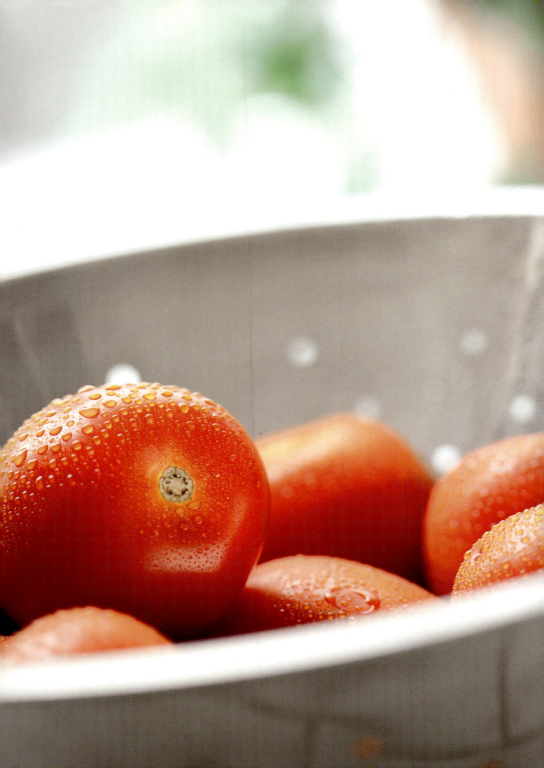

Cuenta siempre con el tomate... y con su salsa

El tomate (*Lycopersicum esculentum*) es una hortaliza de la misma familia que el pimiento, la berenjena y la patata. Aunque es nativo de la región de los andes peruanos y del noroeste de Chile, se considera que los primeros en utilizarlo como alimento fueron los aztecas. Cuando llegó a Europa, en el siglo XVI, no fue considerado como el alimento que es hoy, sino que se le catalogó como producto tóxico. Por este motivo, aunque se utilizaba para alguna aplicación medicinal, tuvo un gran rechazo en los países centroeuropeos, donde tardaron más de doscientos años en aceptarlo.

Después de demostrarse su ausencia de toxicidad en el siglo XVIII, el tomate se empezó a utilizar en las cocinas europeas hasta tal punto que hoy esta hortaliza se ha convertido en un elemento indispensable de la dieta mediterránea. Este alimento protagoniza numerosos platos tradicionales.

Muchas vitaminas, minerales y fibra

Esta refrescante y carnosa hortaliza ofrece una gran riqueza mineral y vitamínica, en sustancias fitoquímicas y en fibra. Entre las sales minerales que contiene destacan, sobre todo, el potasio, el calcio y el magnesio. En cuanto a las vitaminas, la más abundante en el tomate fresco es la C, que, aunque está presente en cantidad inferior a las naranjas, es suficiente como para que se le considere una de las principales fuentes de esta sustancia durante los meses de verano. También aporta una buena cantidad de vitaminas B_1, B_2, B_6, folatos y niacina, así como de beta carotenos (provitamina A) y otros carotenoides, especialmente el licopeno. Asimismo, este alimento es una buena fuente de fibra soluble.

El ácido oxálico

El ácido oxálico es uno de los ácidos orgánicos que contiene el tomate. Precisamente por este componente, durante muchos años esta
hortaliza estaba desaconsejada en el caso de padecer cálculos renales, ya que este ácido junto con el calcio forma sales insolubles
(oxalato cálcico), las cuales precipitan en forma de cálculos o piedras.
Sin embargo, en realidad no hay razón para suprimir este alimento
de la dieta de las personas que sufren este problema, puesto que su
contenido en ácido oxálico es bastante moderado (5,3 mg/100 g).
Además, el tomate tiene una eficaz acción diurética y depurativa, lo
cual es muy conveniente para el buen funcionamiento renal.

El licopeno: fuente de salud

El licopeno no se transforma en provitamina A, pero cada vez son
más numerosas las investigaciones que demuestran su importancia
para la salud del organismo. Este compuesto fitoquímico, al cual el
tomate debe su color rojo, se produce en el vegetal como una respuesta de defensa ante algún tipo de agresión externa.

Entre las acciones que más se conocen del licopeno, destaca su
intenso efecto antioxidante que impide el deterioro que los radicales libres producen en las células y su contribución en los mecanismos de control del crecimiento celular. De hecho, está demostrado
que su marcado efecto anticancerígeno se debe a su capacidad para
inhibir la proliferación de las células cancerosas.

Numerosas investigaciones demuestran que el consumo habitual de tomate, tanto fresco como cocinado, es un importante factor preventivo del cáncer de próstata, que es uno de los más frecuentes en los varones. Este efecto se atribuye a la capacidad del
licopeno para proteger a las células de la próstata de la oxidación
y del crecimiento anormal. Pero, además, otros estudios epidemiológicos demuestran que este alimento es un componente diario de

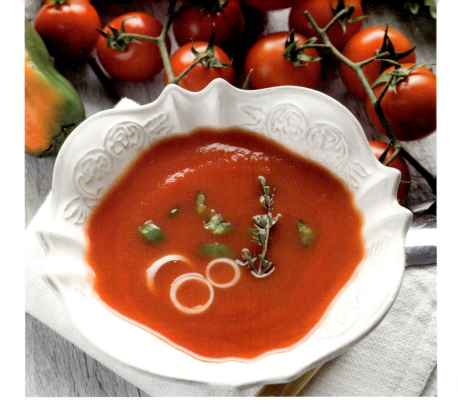

la dieta mediterránea altamente protector de todo tipo de cánceres del aparato digestivo.

Por otro lado, gracias a la riqueza que presenta esta hortaliza en sustancias antioxidantes como la vitamina C, el beta caroteno o provitamina A y el licopeno, el consumo regular de tomate ejerce una acción beneficiosa sobre nuestro sistema inmunológico y protege al organismo frente a las enfermedades cardiovasculares y del envejecimiento prematuro.

Mejor, la salsa de tomate

El licopeno se asimila mejor cuando el tomate está cocinado en vez de crudo. Y aún se aprovecha mejor si el tomate se consume con un poco de grasa, preferentemente aceite de oliva virgen. Por tanto, una excelente opción es usarlo en forma de salsa de tomate elaborada con tomates frescos y dicho aceite.

Curiosamente, aunque el tomate es de origen americano, la salsa se creó en Italia para acompañar a las pastas. Posteriormente, en 1876, se empezó a producir de manera industrial en Estados Unidos, con lo que se convirtió en un ingrediente básico para acompañar no sólo pastas sino muchas otras comidas.

En la cocina

El tomate es un alimento indispensable de la dieta mediterránea. Está incluido en innumerables recetas de lo más variado: ensaladas, gazpachos, guisos y estofados, platos al horno, verduras rellenas, salsas... dulces y mermeladas. El zumo también resulta muy apetecible y la posibilidad de utilizarlo en conserva es una gran ventaja.

Para prepararlo, tanto si lo vas a utilizar en crudo como si lo vas a cocinar, comienza por quitar, con la ayuda de un cuchillo, un cono alrededor del tallo, con el fin de retirar la parte más dura. Para pelarlo con mayor facilidad puedes escaldarlo durante unos 20 segundos en agua hirviendo (e inmediatamente pasarlo a un recipiente con agua fría). Para utilizarlo en sofritos, el tomate te quedará mejor si lo rallas.

Los tomates no necesitan condiciones especiales de conservación, aunque pueden refrigerarse. Si optas por la nevera, los puedes mantener en buenas condiciones varios días (de seis a ocho), siempre en el cajón de las verudras y apoyados sobre la parte del tallo, sin que se toquen unos a otros. Sin embargo, recuerda que el tomate no resulta apto para la congelación. Por otro lado, si los has adquirido demasiado verdes son indigestos. Para acelerar la maduración basta con mantenerlos envueltos en papel de periódico durante unos días en un sitio oscuro y seco.

Una buena salsa de tomate casera puede llevar cebolla, algunas hierbas aromáticas, ajo...

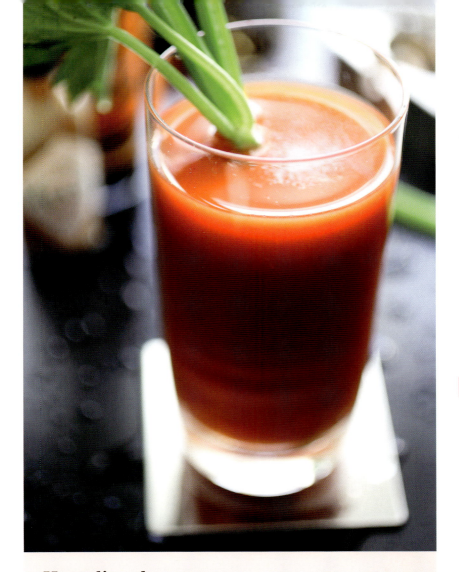

Hortaliza de verano

Aunque tenemos la posibilidad de encontrar tomates durante todo el año en nuestros mercados (cultivados en invernadero), el sabor, el aroma y el valor nutritivo (y terapéutico) de esta hortaliza son mayores en los meses de agosto a octubre, ya que es cuando esta hortaliza madura al sol en pleno campo.

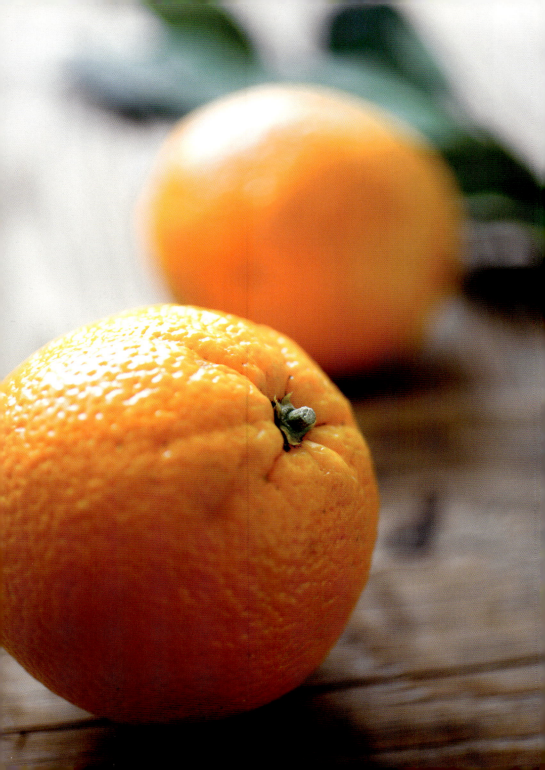

Para empezar el día con buen pie: un par de naranjas

El género *Citrus* incluye frutas tan comunes como la naranja, el limón, el pomelo y la mandarina, entre otras. Esta familia de frutas es originaria de Oriente (China e India), desde donde se extendió por todo el mundo. En el siglo x los árabes introdujeron en España el naranjo amargo y el limonero, pero no hubo una verdadera afición por el consumo de estas frutas hasta que se introdujeron las naranjas dulces en el siglo xvi. La mandarina se introdujo en el año 1858 y el pomelo fue importado de Estados Unidos recientemente.

Todos los cítricos tienen en común su sabor más o menos ácido y dulce y lo refrescantes que resultan sus zumos. Asimismo, sus propiedades nutricionales y terapéuticas son muy similares y se deben a la privilegiada composición química que poseen. Quizá, dentro de este grupo, la especie más valorada por su dulzor sea la naranja, fruto del naranjo dulce (*Citrus aurantium var. sinensis*).

Mucho más que vitamina C

Además de ser fuente de vitamina C, en la naranja y demás cítricos abundan el ácido fólico y carotenoides con actividad provitamínica A, como el beta caroteno (responsable de su color). Estas frutas también contienen otros carotenoides como la criptoxantina, la luteína y la zeaxantina. Asimismo, destaca su riqueza en ácidos orgánicos como el málico, oxálico, tartárico y cítrico (este compuesto potencia la acción de la vitamina C). Su aportación de fibra es significativa pero como la mayor parte de este componente se encuentra en la pulpa blanca que hay debajo de la piel y entre los gajos, en muchas ocasiones, cuando se elabora el zumo se desecha.

Mención aparte merece la riqueza de las frutas cítricas en flavonoides, entre los que destaca la hesperidina, la quercitina y la rutina. Estos fitonutrientes se encuentran mayoritariamente en la pulpa y presentan una eficaz acción antioxidante. En la composición de estos vegetales también se encuentran limonoides, los cuales son los responsables de su característico aroma. Todas estas sustancias fitoquímicas están involucradas en las propiedades anticancerígenas que se le atribuyen a la naranja y demás cítricos.

El consumo en fresco de esta fruta es una excelente manera de aportar al organismo un verdadero arsenal de vitaminas y agentes quimiopreventivos, ya que algunas de estas sustancias se deterioran en gran medida por los procesos culinarios.

Las variedades de naranjas más ácidas pueden producir molestias a aquellas personas que padecen trastornos gástricos como acidez, gastritis, hernia de hiato o úlcera gastroduodenal.

Sus virtudes medicinales

Gracias a su riqueza en sustancias bioactivas, las frutas cítricas favorecen la salud a muchos niveles. Una de las virtudes más importantes es su capacidad para reforzar las defensas naturales del organismo. Pero, además, existen pruebas científicas de que el consumo de estas frutas puede contribuir a reducir el riesgo de contraer cáncer, enfermedades cardiovasculares (son antioxidantes, inhiben la agregación plaquetaria y disminuyen los niveles de colesterol), anemia, malformaciones congénitas y cataratas. Asimismo, combate el estreñimiento y previene la atonía intestinal. Los frutos cítricos son igualmente valiosos para todos quienes necesitan compensar y prevenir las carencias de micronutrientes, así como para las personas que tienen problemas ocasionados por la sobrealimentación, la obesidad y las enfermedades crónicas relacionadas con la dieta.

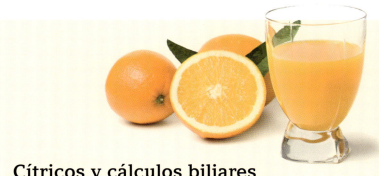

Cítricos y cálculos biliares

Los cítricos poseen acción colerética y colagoga, es decir, favorecen el vaciamiento de la vesícula biliar. Por este motivo, especialmente cuando se toma el zumo de naranja en ayunas, se puede producir un vaciamiento brusco de la vesícula biliar que ocasiona náuseas o pesadez abdominal. Aunque estas molestias carecen de gravedad, tienen la suficiente intensidad como para que a algunas personas no les siente bien. En concreto, tomar cítricos en ayunas no es recomendable para quienes padecen cálculos biliares (piedras en la vesícula biliar).

Cítricos para hacer frente al cáncer

Diferentes investigaciones han demostrado que el consumo habitual de cítricos disminuye el riesgo de desarrollar ciertos tipos de cáncer, especialmente los del sistema digestivo como el de boca, esófago, laringe, faringe y estómago. De hecho, el Instituto Nacional del Cáncer de Estados Unidos atribuye al consumo masivo de zumo de naranja la reducción de los cánceres de estómago que ha tenido lugar en los últimos años en este país.

Los mecanismos implicados en la quimioprevención que proporciona estas frutas todavía son desconocidos, aunque algunos ensayos apuntan a que sus fitonutrientes reducen la capacidad de proliferación de las células cancerosas. También es probable que su efecto beneficioso tenga que ver con su implicación en la desintoxicación de sustancias cancerígenas.

Siempre en la cocina

Las naranjas, mandarinas y pomelos se suelen consumir como postre solas o combinadas con otras frutas en macedonia. Asimismo, constituyen un buen ingrediente de ensaladas y es muy frecuente tomarlas en forma de zumos, siempre recién exprimidos para no perder el valioso contenido de vitaminas y fitonutrientes. Con estas frutas también se suelen elaborar confituras, gelatinas, tartas, bizcochos y mermeladas e, incluso, la cáscara de sus pieles tiene diversas aplicaciones en repostería.

En cuanto al limón, éste no se suele utilizar como fruta, sino más bien como aderezo de ensaladas u otros platos cocinados, especialmente de pescado y marisco. Además, este cítrico es la fruta ideal para la preparación de sorbetes, granizados y refrescantes limonadas, aunque en este último caso, siempre se debe diluir.

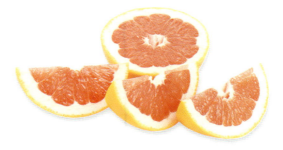

Más vitamina C

Para cubrir los requerimientos de vitamina C (40-60 miligramos diarios) basta con tomar un par de naranjas diarias o un vaso de zumo recién exprimido. No obstante, existen ciertas circunstancias en las cuales las necesidades de este nutriente se ven aumentadas: con el consumo de tabaco y el exceso de alcohol, en el embarazo y la lactancia, en situaciones de estrés, con la toma de ciertos medicamentos, durante el transcurso de enfermedades infecciosas e inflamatorias y, por supuesto, para prevenir o tratar el cáncer.

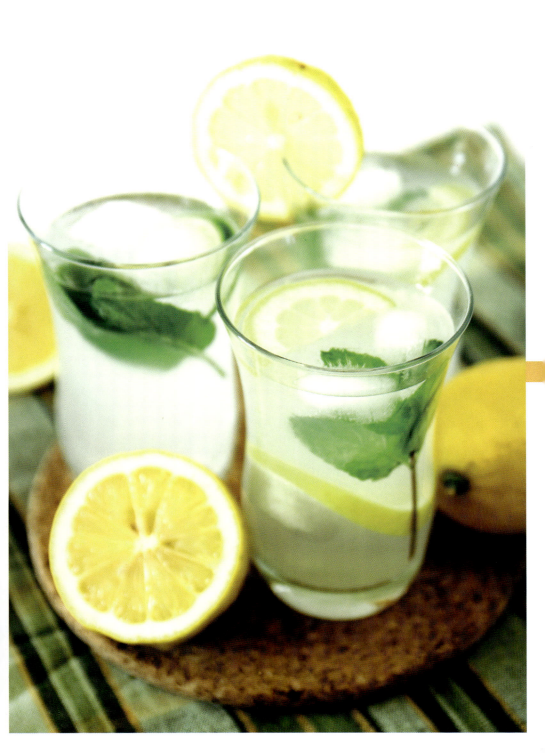

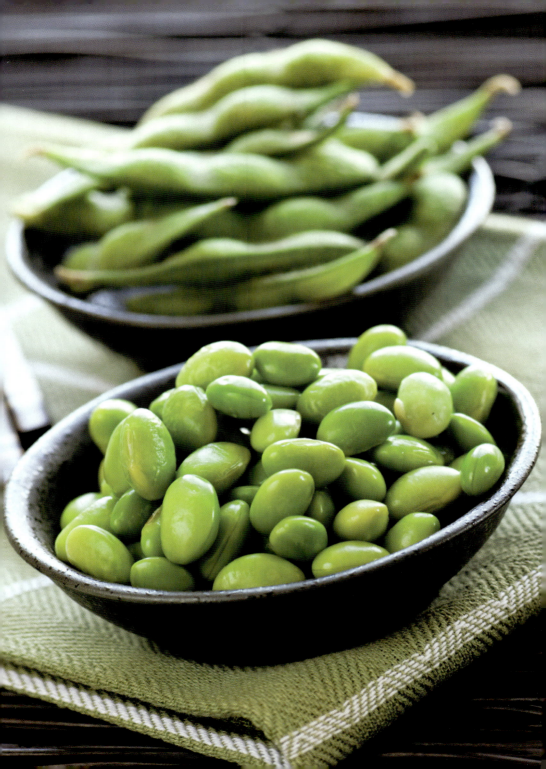

La soja,
fuente de fitoestrógenos

La soja (*Glycine max*) es originaria de China, donde se cultiva desde hace miles de años. En la Antigüedad, esta legumbre no sólo era apreciada por su valor nutritivo, sino también por su poder para prevenir la enfermedad. Gozaba de tal importancia que los emperadores chinos la consideraban, junto con el arroz, el trigo, la cebada y el mijo, como una de las cinco semillas sagradas.

En función de la variedad, las semillas de soja varían de tamaño y color, aunque la amarilla es la de uso más frecuente. El miso y la salsa de soja fueron los primeros alimentos que se obtuvieron, tras la fermentación de los granos. No obstante, ahora disponemos de una amplia oferta de productos derivados de esta legumbre. Sin embargo, a pesar de su popularidad en los países orientales, aún no es muy habitual en la dieta occidental, lo que es lamentable dado el alto valor nutritivo y terapéutico con el que cuenta este vegetal.

Una legumbre muy completa

Al igual que la mayoría de las legumbres, la soja es una excelente fuente de fibra, hidratos de carbono complejos, grasas insaturadas y proteínas. Estas últimas son de buena calidad, ya que incluyen todos los aminoácidos esenciales. También contiene lecitina; una buena cantidad de vitamina E, ácido fólico y otras vitaminas B (B_1, B_2, B_3 y B_6); y minerales como el calcio, hierro, magnesio, potasio y fósforo.

Pero, sobre todo, destaca su contenido de isoflavonas, unas sustancias que, sin ser hormonas, actúan como los estrógenos femeninos (hormonas sexuales) supliendo su carencia, por lo que se denominan "fitoestrógenos". De hecho, el enorme interés que actualmente existe en torno a esta legumbre se debe a que es una alternativa natural muy eficaz en el tratamiento de los síntomas asociados al climaterio.

¿Qué son los fitoestrógenos?

Los fitoestrógenos son unos compuestos que forman parte de numerosos alimentos de origen vegetal como cereales integrales, legumbres, hortalizas y frutas. Se han descrito más de 4.000, los cuales se agrupan en cuatro familias: lignanos, cumestanos, isoflavonas y lactonas del ácido resorcílico, aunque estas últimas son menos relevantes en la nutrición humana.

Todos los fitoestrógenos identificados tienen en común ser moléculas con una estructura química muy similar a la de los estrógenos, tanto naturales (17 beta-estradiol) como sintéticos. Por este motivo, estos compuestos poseen actividad estrogénica débil.

Los fitoestrógenos de la soja: las isoflavonas

Las isoflavonas constituyen la familia de fitoestrógenos más numerosa y estudiada. Estos compuestos se encuentran en todas las legumbres, aunque la fuente más abundante es la semilla de soja y algunos de sus derivados como la harina, el tofu, el miso y el licuado. Sin embargo, los germinados y la salsa de esta legumbre apenas contienen.

El interés por estas sustancias surgió a partir de la observación de algunos estudios epidemiológicos en los que se comparaba la dieta de la población occidental con la de la población oriental, especialmente la de Japón y otros países asiáticos, donde existe una menor incidencia de enfermedad cardiovascular y de algunos cánceres hormono-dependientes como el de mama, endometrio, próstata y colon. Asimismo, las mujeres asiáticas también presentan una menor incidencia, en relación con las occidentales, de los trastornos propios del climaterio, como, por ejemplo, los sofocos. Dichos estudios relacionaron las bajas concentraciones de las isoflavonas de la soja con una mayor incidencia de las enfermedades anteriormente citadas.

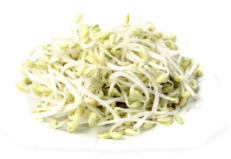

Las isoflavonas y el cáncer

Aunque los ensayos clínicos sobre los posibles efectos de los fitoes-trógenos son muy escasos y no concluyentes, se sabe que en el caso del cáncer de mama y endometrio la actividad estrogénica de las isoflavonas puede reducir la respuesta del organismo a los estróge-nos; es decir, estos compuestos disminuyen la capacidad de estas hormonas para estimular de manera demasiado prolongada el cre-cimiento de las células de los tejidos afectados.

Pero además de la actividad estrogénica débil de estos compues-tos, diferentes estudios han demostrado que tanto la genisteína como la daidzeína (las isoflavonas más estudiadas de la soja) están dotadas de acción antioxidante y de la capacidad para inhibir la acción de ciertos enzimas que juegan un papel importante en la proliferación de las células cancerosas.

De hecho, en el caso del cáncer de próstata, la protección ofre-cida por la soja no se limitaría a su efecto hormonal, sino que im-plicaría principalmente su capacidad para impedir la proliferación incontrolada de las células tumorales. Al mismo tiempo, la soja también interviene en la inhibición de la angiogénesis.

En mujeres con antecedentes de cáncer de mama está desaconseja-do el uso de los complementos de isoflavonas. El motivo es porque algunos estudios preclínicos han mostrado que puede existir riesgo al utilizar altas dosis de fitoestrógenos durante periodos de tiempo prolongados.

Tratamiento de la sintomatología climatérica

En el momento actual, la actividad estrogénica de las isoflavonas es la más investigada. Según las conclusiones de los estudios epidemiológicos anteriormente citados, una dieta rica en isoflavonas reduce la incidencia de la sintomatología climatérica, en especial de los sofocos. Asimismo, disminuye el riesgo de enfermedad cardiovascular y mejora la osteoporosis, ambas alteraciones asociadas también a la menopausia. Por este motivo, los complementos con un alto porcentaje de isoflavonas son los que más se están utilizando como alternativa a la terapia hormonal sustitutiva (THS), para tratar los síntomas de la menopausia y prevenir sus consecuencias.

• Precauciones

No obstante, existen estudios con resultados contradictorios que indican que el uso de complementos de isoflavonas durante la menopausia puede ser contraproducente. Es importante tener muy claro que no es lo mismo consumir soja como alimento que tomar suplementos de isoflavonas. Cuando se trata de un ingrediente más de nuestra dieta no conlleva ningún riesgo para la salud. Pero el alimento completo no tiene nada que ver con estos productos que suelen presentarse en forma de cápsulas o comprimidos con una alta concentración de isoflavonas aisladas, con el fin de garantizar una dosis máxima y así obtener sus beneficios de forma más rápida.

La dosis diaria de isoflavonas que se está utilizando actualmente está entre 40 y 80 mg, con la cual se asegura que no hayan efectos secundarios. De todos modos, aún se necesitan muchos más estudios que garanticen su seguridad a largo plazo. No hay que olvidar que no se conocen los efectos de las isoflavonas a altas dosis y administradas de forma aislada. Por lo que lo más recomendable es hacer uso de la prudencia.

El consumo de soja integrado en la dieta no representa ningún riesgo para la salud

Una amplia oferta de productos

La soja se puede consumir de mil maneras, pero siempre lo mejor es incluirla en la dieta simplemente como legumbre o en forma de alguno de sus derivados. Estos últimos son muy diversos y su presencia en los mercados es cada vez más frecuente. Puedes encontrar bebida de soja (mal llamada "leche de soja"), tofu, miso, tempeh, brotes de soja, tamari (salsa de soja)... También es posible adquirir yogures y zumos enriquecidos con esta legumbre, aunque las cantidades de soja que contienen son muy pequeñas.

A la hora de elegir, ten en cuenta que productos como el miso (gracias a la fermentación a la que ha sido sometido, es más fácil de digerir) están enriquecidos en nutrientes y las isoflavonas que contienen son de mejor absorción.

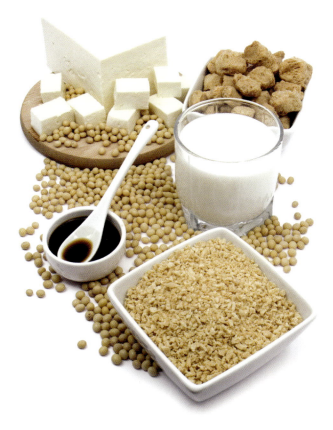

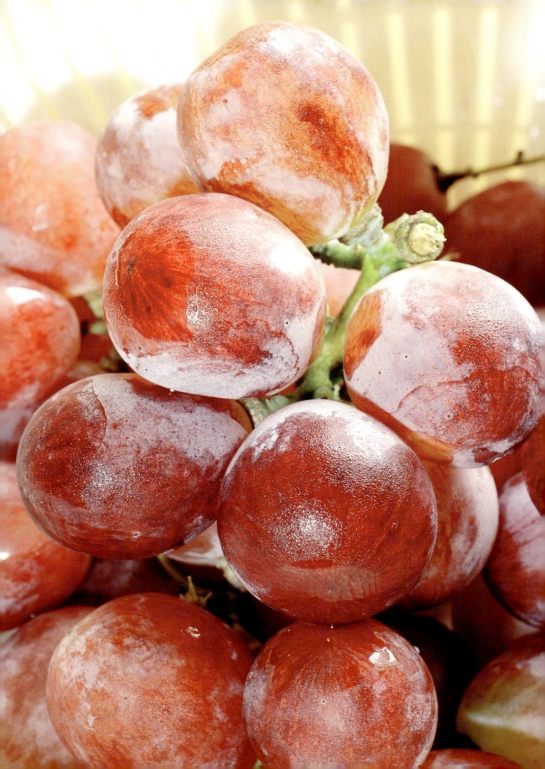

Uvas y una copa de vino tinto

La vid (*Vitis vinifera*) es una de las primeras plantas que cultivó el hombre, motivo por el cual la uva siempre ha jugado un papel significativo en las antiguas civilizaciones. Esta fruta es característica de la dieta mediterránea y su origen se sitúa en Asia Menor. Los antiguos griegos y romanos la cultivaban y ambas civilizaciones desarrollaron la viticultura.

El cristianismo mitificó el vino, lo que condujo a que el cultivo de la vid experimentara un gran auge que ha perdurado hasta nuestros días. Actualmente, la vid se cultiva en las regiones cálidas de todo el mundo y la mayor parte de la producción se destina a la elaboración de los distintos tipos de vino (blanco, rosado y tinto) y otras bebidas (mosto, mistelas, moscatel).

Aunque ahora podemos disfrutar de esta fruta durante todo el año, su época natural es el otoño (entre mediados de septiembre y final de noviembre), que es cuando mayor porcentaje de fitonutrientes presenta y, encima, está más sabrosa. Si se adquiere en su punto justo de madurez y se cuelga de manera que los granos no se toquen, se puede conservar durante bastante tiempo en perfecto estado. No obstante, en el frigorífico también se conservan hasta quince días en buenas condiciones.

Una fruta energética

La composición de la uva varía según se trate de variedades blancas o negras. Entre los nutrientes que contienen, en ambos tipos destacan los azúcares, motivo por el que aportan más energía que otras frutas, y las vitaminas, especialmente la B_6 y el ácido fólico. En menor medida, también proporcionan beta carotenos y vitamina C. Además contienen fibra y, concretamente las uvas negras, una buena cantidad de potasio.

Además de estos nutrientes, en las variedades negras abundan los antocianos, flavonoides y resveratrol, todos ellos compuestos fitoquímicos de potente acción antioxidante. De estas sustancias, responsables del color, aroma y textura característicos, dependen las virtudes medicinales que posee esta fruta. En concreto, el consumo de uvas contribuye a prevenir diversos trastornos cardiovasculares, enfermedades degenerativas y, como confirman estudios recientes, el desarrollo de cáncer. Además, refuerza las defensas naturales del organismo y, gracias a la fibra que contienen, hay que añadir que previenen el estreñimiento.

El vino: un placer con virtudes medicinales

Sin ninguna duda, el vino es uno de los alimentos que cuenta con mayor tradición e historia. Se trata de un producto cien por cien vegetal que se obtiene de la fermentación del zumo de uva. Y además de haber sido siempre considerado como todo un placer, muchas veces se ha utilizado como remedio medicinal.

Su elaboración es realmente antigua y, junto con el trigo y el olivo, el vino compone la trilogía fundamental de la dieta de los países mediterráneos. No obstante, en los últimos años se ha apreciado un auge productor en otras zonas del mundo como América o Australia.

Los efectos beneficiosos del vino

Son numerosos los estudios que indican que el consumo moderado de vino ofrece beneficios muy valiosos en la salud, si bien en todos ellos también se remarca que el consumo excesivo revierte sus efectos hasta el punto que implica consecuencias nocivas para el organismo.

El efecto más positivo que ofrece esta bebida está relacionado con su capacidad antioxidante. Gracias a esta propiedad, este producto previene las enfermedades cardiovasculares, ya que fluidifica la sangre (efecto antiagregante plaquetario) y disminuye los niveles de colesterol LDL y evita su oxidación. De hecho, el riesgo de sufrir

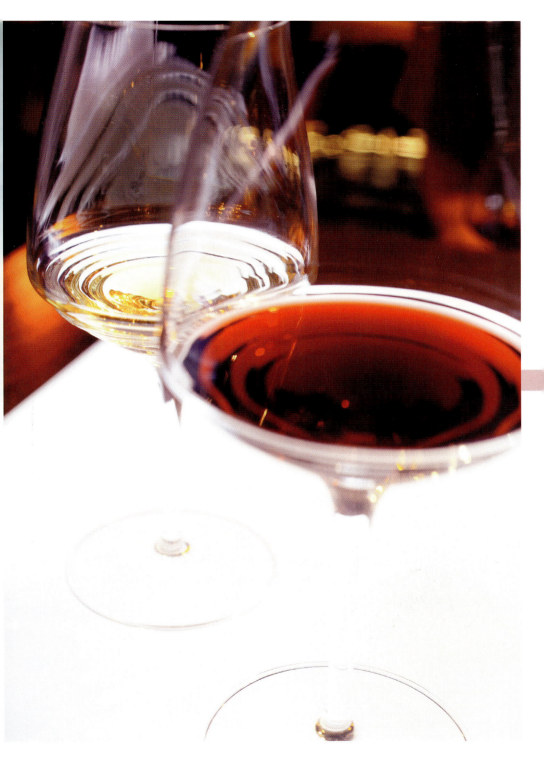

un infarto de miocardio es significativamente más bajo en aquellas personas que beben al día una o dos copas de vino, que en aquellas cuyo consumo es nulo.

Además, esta bebida posee propiedades antiinflamatorias y, recientemente, se ha confirmado que tiene la capacidad de prevenir el deterioro cognitivo. Por otro lado, existen algunos estudios que han mostrado que la reducción en un 30% de la ingesta calórica junto con un consumo moderado de vino son hábitos que pueden prolongar la longevidad humana.

Todas estas acciones terapéuticas se deben a la acción de sustancias que contiene el vino, en particular a los polifenoles: ácidos fenólicos, flavonoides, antocianos y resveratrol. Además de las virtudes medicinales que acabamos de ver, el consumo moderado de vino tinto ofrece un eficaz efecto antitumoral.

La paradoja francesa

Hace algunos años, ciertos estudios epidemiológicos mostraron que las tasas de mortalidad por enfermedades cardiovasculares en Francia eran mucho menores que en otros países industrializados, como EEUU y el Reino Unido, pese a que el consumo de grasas saturadas y los niveles de colesterol plasmático eran similares en estas poblaciones.

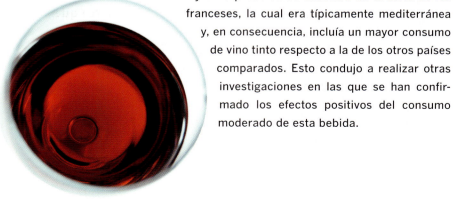

Este hecho contradictorio es lo que se conoce como "paradoja francesa" y su explicación se encontró en la dieta de los franceses, la cual era típicamente mediterránea y, en consecuencia, incluía un mayor consumo de vino tinto respecto a la de los otros países comparados. Esto condujo a realizar otras investigaciones en las que se han confirmado los efectos positivos del consumo moderado de esta bebida.

El gran protagonista: el resveratrol

Para protegerse de las agresiones externas algunas plantas producen resveratrol. Este compuesto fitoquímico (polifenol) ha sido identificado en más de 70 especies, pero la vid es la que mayor cantidad posee. Los compuestos polifenólicos de la uva se encuentran en la piel y en las pepitas. El pellejo contiene de 50 a 100 microgramos de resveratrol por cada gramo; sin embargo, el vino tinto presenta una concentración mayor: de 1,5 a 3 miligramos por litro. En cambio, en la pulpa la concentración de estos fitonutrientes es baja. Por este motivo, el vino blanco, que no se elabora con la semilla ni con la piel, presenta niveles escasos de estas sustancias. Además de estar involucrado en los efectos cardiosaludables del vino tinto, algunas investigaciones han demostrado que el resveratrol es un agente quimiopreventivo eficaz en las tres fases del proceso tumoral: iniciación, promoción y progresión. Posee actividad antioxidante y antimutagénica, por lo que previene la iniciación, estado inicial e irreversible, del proceso canceroso. Muestra efectos antiinflamatorios porque bloquea la actividad de la ciclooxigenasa, que es una enzima implicada en el proceso inflamatorio. Por tanto, esta molécula interviene en la inhibición de la progresión de un tumor. Del mismo modo, algunos estudios han confirmado que este agente quimiopreventivo, en el caso del cáncer de colon, induce la muerte de las células tumorales por el proceso de la apoptosis.

Sólo dos copas al día

La cantidad de vino tinto que se suele recomendar es de no más de dos copas al día para las mujeres (una durante la comida y la otra en la cena) y no más de tres para los varones. Es cierto que los bebedores regulares y moderados de vino tinto están menos sujetos a sufrir un cáncer que los abstemios. Sin embargo, por tratarse de una bebida alcohólica, existen muchas discrepancias a la hora de ponerse de acuerdo con la cantidad más adecuada. No hay que olvidar que si bien su consumo moderado es muy saludable, el abuso de este tipo de bebidas puede acarrear otros problemas serios de salud.

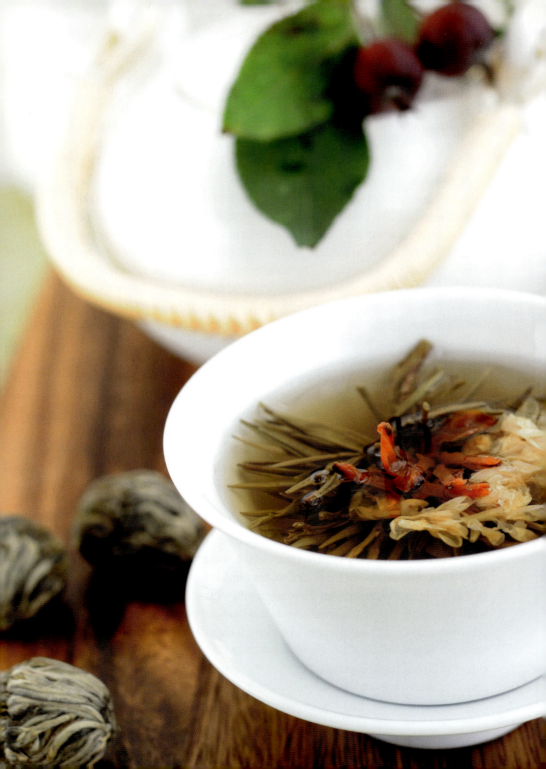

Cada día una taza de té verde

El té verde (*Camellia sinensis* L.) es una de las bebidas más antiguas del mundo. Según cuenta la leyenda china, fue descubierto accidentalmente por el emperador Shen Nong hace más de 4.000 años. Desde entonces, esta infusión ha permanecido como bebida de preferencia en los países asiáticos (China, Japón e India), donde además de convertirse en un ritual social, se ha utilizado (y se sigue usando) en las medicinas tradicionales como remedio astringente, cardiotónico, estimulante del sistema nervioso central y diurético, entre otros usos.

Se han hecho muchas afirmaciones, a menudo exageradas, sobre los efectos beneficiosos que el té verde ejerce sobre la salud. Actualmente, los estudios científicos han aportado pruebas que destruyen gran parte del mito, pero también han confirmado algunas de estas virtudes, entre ellas su poder anticancerígeno.

El té verde y el té negro no son iguales

Tanto el té verde como el negro proceden de la misma planta, originaria del norte de la India y del sur de China, aunque posteriormente su cultivo se extendió a toda la zona oriental de Asia (China, Japón, Java, Ceilán e Indonesia). Hoy en día, crece cultivada en muchas zonas tropicales y subtropicales del mundo.

La importancia medicinal del té verde frente al resto de los tés reside en su proceso de elaboración. Para prepararlo, inmediatamente después de recolectar las hojas éstas se someten a un tipo de secado rápido por acción del vapor (sistema japonés) o por calentamiento (sistema chino). Este procedimiento casi no altera su composición química, ya que consigue estabilizar las hojas y evitar la oxidación enzimática, por lo que conserva su contenido en catequinas (agentes quimiopreventivos).

Sin embargo, el té negro se prepara apilando las hojas frescas en habitaciones ventiladas, hasta que éstas empiezan a fermentar. Luego se secan rápidamente con calor artificial. En este proceso, los fenómenos más importantes que se producen son la oxidación y la degradación de los catecoles (agentes quimiopreventivos), lo que da lugar a la formación de unos compuestos colorantes que confieren a las hojas del té negro su coloración característica de marrón-rojizo a negro (frente al color verde-amarillento a verde oscuro de las hojas del té verde). También debido a esta forma de elaboración, la infusión de té negro resulta muy aromática, con sabor astringente, mientras que la de té verde lo es en menor medida.

Los diferentes métodos seguidos para preparar los dos tipos de tés son los responsables de que, aunque ambos tengan en común las propiedades estimulantes, astringentes, cardiotónicas y diuréticas, el té verde se diferencian porque también posee efectos muy valiosos atribuidos a los componentes que aún conserva por estar menos procesado.

El efecto medicinal del té verde

El té verde es una bebida muy popular debido a su efecto estimulante sobre el sistema nervioso central, por lo que aumenta el estado de vigilia y la capacidad para realizar esfuerzos físicos. Al mismo tiempo, esta infusión tiene la capacidad de estimular la musculatura esquelética y la respiración.

El té verde tiene propiedades antiinflamatorias y antioxidantes y disminuye las tasas de colesterol

Por otro lado, esta planta medicinal también aumenta la secreción ácida gástrica y es un buen diurético. Asimismo, ejerce una eficaz actividad hipolipemiante, es decir, disminuye los niveles de colesterol sanguíneos, y posee efecto antiinflamatorio y una marcada acción antioxidante. Por todos estos beneficios medicinales, el té verde es un buen remedio en casos de astenia, diarrea, bronquitis, asma, hiperlipidemias y en la retención de líquidos.

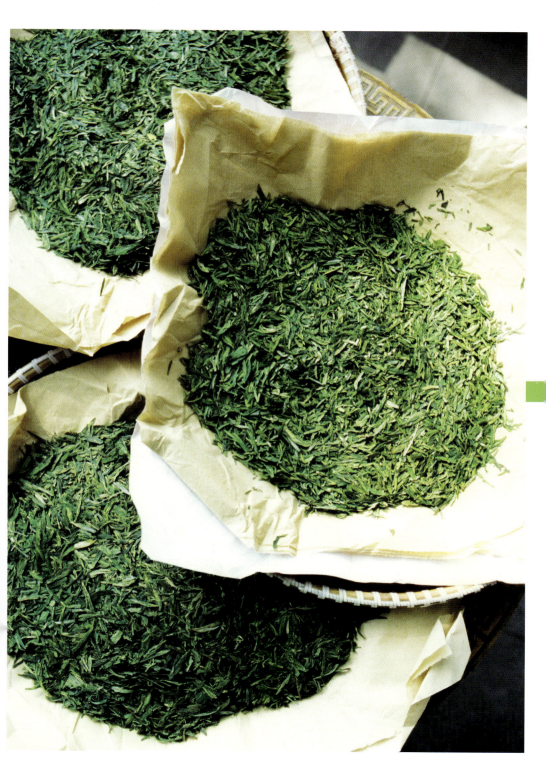

Las catequinas, su gran tesoro

Los principales principios activos a los que el té verde debe su actividad son las bases xánticas y los polifenoles (flavonoides, catecoles y ácidos fenólicos). Dentro de las bases xánticas, contiene mayoritariamente cafeína (o teína) y, en menor medida, teofilina, teobromina, adenina y xantina.

De los polifenoles que contiene, los más conocidos e importantes son las catequinas, como por ejemplo la galato de epigalocatequina. En el té negro, estas sustancias se oxidan y se convierten en otros compuestos. Por otro lado, entre los flavonoides más representativos del té verde se encuentra la quercetina.

Además de estos principios activos, dentro de la composición química de esta planta medicinal también se encuentran aminoácidos libres, vitaminas del grupo B y sales minerales (entre éstas destaca el fluoruro).

Efecto anticancerígeno

El alto contenido de catequinas del té verde le da una valiosísima actividad antioxidante y activadora del metabolismo. De hecho, existen investigaciones recientes que demuestran que esta planta contiene el antioxidante más potente que se conoce hasta la fecha (actúa inhibiendo la producción de radicales libres a través de enzimas hepáticas).

El té verde y el sobrepeso

El té verde está indicado en el tratamiento del sobrepeso. Su poderoso efecto diurético facilita la eliminación de líquidos, pero además, esta planta facilita la eliminación de grasas y evita que se asimilen las aportadas por la dieta. Asimismo, combate el debilitamiento que suelen provocar las dietas bajas en calorías, por su efecto estimulante.

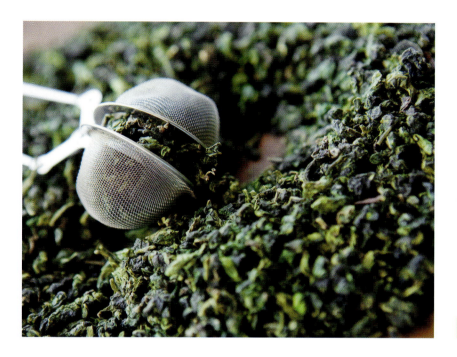

Pero, además, está demostrada su acción quimiopreventiva ante diferentes tipos de cáncer. Existen diversos estudios que han demostrado la capacidad de este vegetal para inhibir diferentes procesos bioquímicos relacionados con la carcinogénesis. Entre éstos destacan especialmente la inhibiación de la proliferación celular, la invasión tumoral y la angiogénesis. Del mismo modo, los componentes de esta planta medicinal inducen la apoptosis de células cancerosas (las células se suicidan) y, también, tienen actividad antiinflamatoria. Sin embargo, en cuanto a la dosis, todavía no hay nada establecido. Como aún faltan más investigaciones para tener resultados concluyentes acerca del efecto quimiopreventivo de esta especie vegetal, los expertos aún no se han puesto de acuerdo acerca de cuál es la dosis más adecuada. No obstante, en China y Japón, donde hay menor tasa de enfermedades degenerativas y ciertos tipos de cáncer, la gente toma tres y cuatro tazas al día.

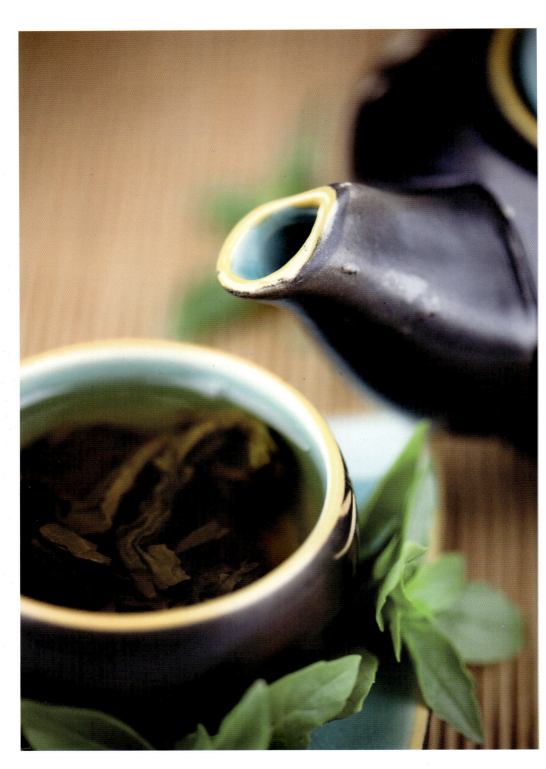

Contraindicaciones

El té verde no se debe tomar en caso de alteraciones cardiovasculares graves, úlcera gastroduodenal, epilepsia, insomnio, embarazo, lactancia y en niños menores de 12 años. Además, dificulta la absorción del hierro de la dieta, por lo que tampoco se ha de tomar cuando se padece anemia.

En algunas personas puede producir insomnio y ansiedad. Esto también puede ocurrir si se abusa de él.

Una taza de té verde todos los días

Normalmente, el té verde se administra en forma de infusión. Para prepararla, se añade una cucharada de postre de hojas a unos 150 mililitros de agua a punto de hervir. A continuación, se deja reposar el tiempo adecuado y, finalmente, se cuela el líquido resultante.

El tiempo de infusión de la tisana afecta extremadamente al contenido que obtendrá en polifenoles. Un tiempo corto dará como resultado muchas menos catequinas que una tisana preparada correctamente, con unos 10 minutos de infusión.

Por otro lado, para sacar el mayor provecho del efecto quimiopreventivo que te ofrece el té verde, lo mejor es beberlo recién preparado y distribuir las tomas en tres diarias.

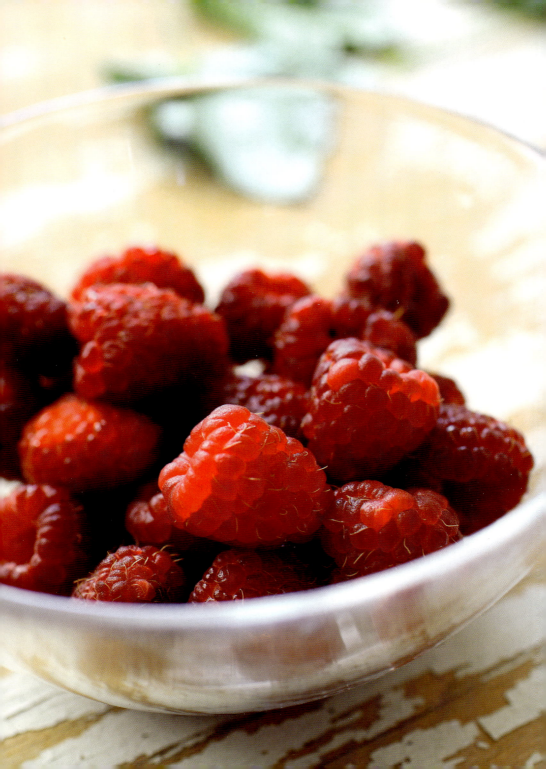

Frambuesas y arándanos, una delicia medicinal

Tradicionalmente, estas frutillas pequeñas, dulces o ácidas, no se cultivaban sino que crecían en los arbustos silvestres. Sus orígenes son diversos, pero todas comparten que son una fuente extraordinaria de salud. Existe una extensa variedad, aunque muchas de ellas no se comercializan. No obstante, en este capítulo nos vamos a centrar en los arándanos y en las frambuesas.

Muchos creen que el arándano (*Vaccinium myrtillus*, *V. angustifolium*) es la planta más antigua de la tierra y se sabe que la frambuesa (*Rubus idaeus*) ya se recolectaba durante el neolítico. Más tarde, ambas bayas se cultivaban en los huertos y jardines de los monasterios de la Edad Media. Pese a que cada vez quedan menos en el campo y a que su vida útil es muy corta, ya que son frutas muy perecederas, en los mercados es posible conseguirlas, aunque eso sí, a un precio bastante elevado. Se encuentran frescas, liofilizadas e incluso congeladas y, aunque no es lo mismo, también se pueden adquirir en forma de mermeladas, confituras o zumos.

El pequeño arándano

Esta pequeña fruta nace de un arbusto también pequeño y poco llamativo. Es una baya de color intenso (azul oscuro o rojo), de pulpa jugosa, agridulce y aromática. Existen diferentes variedades, pero el arándano común, también conocido como mirtilo, es el más popular y comercializado en España.

Tradicionalmente, su uso alimentario quedó relegado al de simple guarnición de platos suculentos o como relleno de tartas y pasteles. Sin embargo, en los últimos años, este fruto ha sido objeto de diversos estudios, los cuales demuestran sus extraordinarias virtudes terapéuticas.

Fuente de antocianidinas

Estas bayas son especialmente ricas en vitamina C, aunque también contienen provitamina A y vitamina E, B_1, B_2, B_6 y B_3. También aportan minerales como el potasio, hierro y calcio y son una buena fuente de fibra. Asimismo, estos pequeños frutos poseen una riqueza extraordinaria en compuestos fitoquímicos. Por ejemplo, contienen flavonoides como la quercetina y numerosos ácidos orgánicos, como el ácido quínico, cítrico, oxálico o málico. Asimismo, sus taninos de acción astringente son abundantes.

No obstante, lo que en realidad caracteriza a estas frutas es su elevado contenido de antocianidinas (antocianos), que son los pigmentos responsables de su color característico y que están provistos de acción antioxidante. Además de este tipo de compuesto, los arándanos también contienen otros polifenoles de gran importancia: las proantocianidinas. Sin embargo, estas moléculas, que también presentan un carácter antioxidante extraordinario, tienen la particularidad de que su concentración disminuye bastante en el zumo, por lo que es mucho mejor consumir la fruta fresca entera.

Propiedades beneficiosas

El arándano posee una elevada actividad antioxidante, reduce significativamente el riesgo de enfermedad cardiovascular y potencia el funcionamiento del sistema inmunológico. Del mismo modo, su consumo habitual mejora la circulación periférica, ya que protege y fortalece las paredes de los vasos capilares y venosos, por lo que es un alimento muy útil para la prevención de varices y hemorroides. Por el mismo motivo, juega un papel en la protección ante algunos problemas de la visión causados por la ruptura de pequeños vasos sanguíneos de los ojos. Por último, el arándano protege y fortalece la mucosa gástrica y, gracias a su riqueza en taninos de acción astringente, tiene efecto antidiarreico.

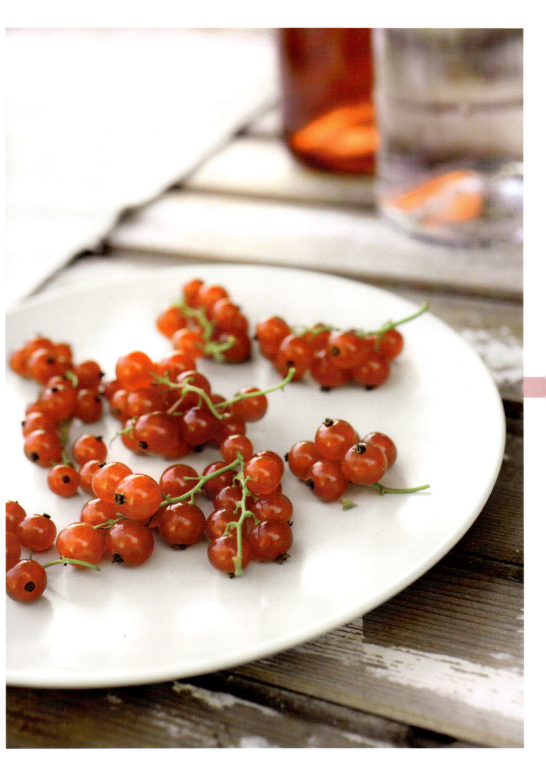

Eficaz ante las cistitis

Los arándanos ejercen una eficaz acción antiséptica y antibiótica sobre los gérmenes causantes de las infecciones urinarias, especialmente sobre la *Escherichia Coli*. Una ventaja importante que presentan estas frutas respecto a los antibióticos usados para el tratamiento de dichas infecciones es que tienen la capacidad de inhibir la adherencia de diversas bacterias a los epitelios de las vías urinarias, lo que explicaría su eficacia ante las cistitis (infecciones urinarias de repetición).

Potente anticancerígeno

Pero las virtudes del arándano no acaban con las mencionadas ni con su potente efecto antioxidante. A menudo se mencionan a los frutos del bosque como agentes quimiopreventivos y la verdad es que, por el momento, los estudios realizados acerca de los efectos positivos de sus compuestos fitoquímicos han dado razones de peso como para incluirlos en nuestra dieta diaria.

Por ejemplo, aunque los mecanismos que siguen tanto las antocianidinas como las proantocianidinas todavía no se conocen, las investigaciones realizadas indican que estos fitonutrientes intervienen en la disminución del crecimiento de las células cancerosas porque las inducen al proceso de apoptosis (las células dañadas se autodestruyen). Del mismo modo, se ha evidenciado la capacidad de estas sustancias para inhibir la formación de nuevos vasos sanguíneos, es decir, el proceso de angiogénesis.

Por otro lado, existen indicios consistentes de que las proantocianidinas reducen la síntesis de estrógenos, con lo que podrían compensar los efectos negativos de las concentraciones demasiado elevadas de estas hormonas.

El efecto antioxidante de arándanos y frambuesas aconseja incluirlos en la dieta

Las frambuesas, otra fruta ejemplar

La frambuesa tiene una bonita piel aterciopelada que suele ser de color rojo, aunque existen variedades amarillas, blancas o negras. De sabor agridulce, esta baya es muy jugosa y aromática y es frecuente encontrarla formando parte de cientos de recetas que enriquecen la gastronomía tradicional de los países del centro y del norte de Europa. De todos modos, tal cual está exquisita y, al igual que el arándano, sus propiedades medicinales son muy poderosas.

Buena fuente de minerales y vitaminas antioxidantes

Al igual que los arándanos, cabe destacar el alto contenido en sustancias antioxidantes de las frambuesas. Asimismo, constituyen una fuente extraordinaria de vitamina C y, en menor medida, de vitamina E, provitamina A y algunas del grupo B como la B_1, B_3 y B_6. También proporcionan una buena cantidad de fibra y de minerales como el potasio, hierro, calcio, magnesio y zinc. Y desde luego, al igual que las frutas anteriores, la composición química de estas bayas destaca por su riqueza en sustancias fitoquímicas como las antocianidinas y los ácidos orgánicos como el ácido cítrico, clorogénico, ursólico y málico. No obstante, como factor diferencial respecto al mirtilo, las frambuesas también son fuente de ácido elágico (polifenol muy abundante también en las fresas y en las nueces), de probado efecto quimiopreventivo.

En cuanto a los taninos, estas bayas los contienen en abundancia cuando no están maduras. De hecho son los responsables de la sensación de aspereza y astringencia cuando se comen verdes.

Efectos medicinales

Al tener una composición química muy similar, las frambuesas poseen casi las mismas virtudes medicinales que los arándanos. Por ejemplo, dado su elevado aporte de fibra y compuestos antioxidantes, es un alimento eficaz en la prevención de las enfermedades cardiovasculares. Asimismo, su consumo mejora la digestión, tiene un suave efecto laxante y, cuando no están demasiado maduras, ejercen una actividad astringente útil en caso de colitis.

Las frambuesas ante el cáncer

A la acción de las sustancias antioxidantes que contienen las frambuesas, así como a la actividad quimiopreventiva de las antocianidinas, hay que añadir la capacidad protectora del ácido elágico. Este compuesto es el fitonutriente con mayor capacidad quimiopreventiva de todos los que forman parte de las bayas silvestres. En diferentes ensayos, esta sustancia ha demostrado ser eficaz para disminuir el crecimiento de las células tumorales.

Aunque aún no está muy esclarecido el procedimiento que sigue, parece que este polifenol actúa protegiendo al ADN celular de ser lesionado por el ataque de sustancias tóxicas y estimulando la eliminación del organismo de dichas sustancias. También está involucrado en la inhibición del proceso angiogénesis (formación de nuevos vasos sanguíneos).

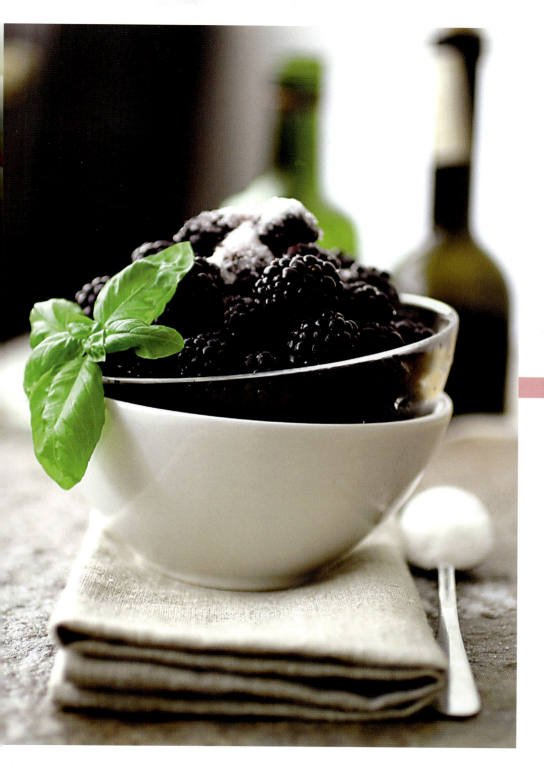

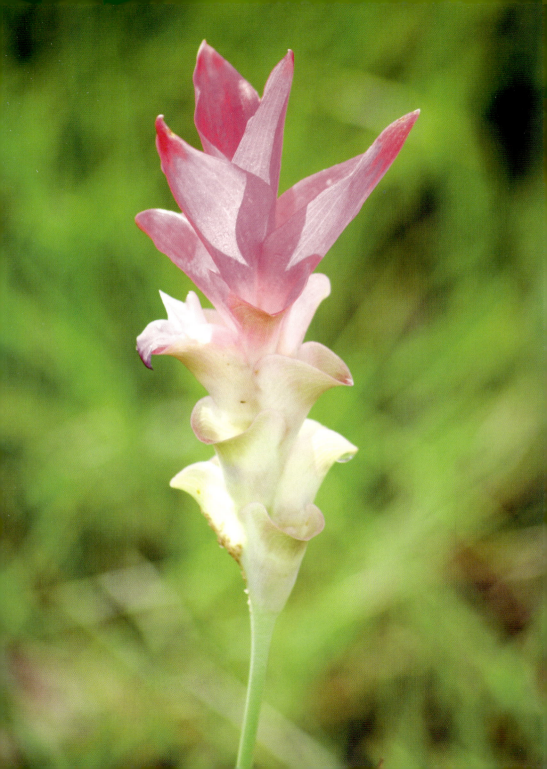

La cúrcuma: una especia para usar todos los días

Para terminar con las monografías de los alimentos con mayor potencial quimiopreventivo, vamos a tratar de una especia oriental muy especial: la cúrcuma.

Desde las épocas más remotas, tanto las plantas aromáticas como las especias han sido conocidas y utilizadas como remedio de las enfermedades, en rituales mágico-religiosos y en la elaboración de perfumes. Pero, además, siempre se han aprovechado sus virtudes culinarias para intentar variar y mejorar el monótono sabor de las comidas cotidianas o, incluso, para disimular el mal gusto de los alimentos que estaban algo pasados, sin olvidar que también fueron moneda de cambio entre las diferentes sociedades.

En la actualidad, se utilizan prácticamente las mismas especias que se usaban en la Antigüedad, aunque sólo como condimentos. De hecho, son un ingrediente muy popular en la mayoría de las gastronomías. Por sí mismas, no son especialmente buenas, pero combinadas con gracia y moderación son capaces de convertir un plato anodino o insípido en algo realmente apetecible y mucho más atractivo para todos los paladares.

La cúrcuma, una especia muy especial

Originaria de India, la cúrcuma (*Curcuma longa*) es una especia cuyo uso, tanto culinario como medicinal, es muy antiguo. Su aroma es picante y fresco y su sabor recuerda a la naranja y al jengibre. En el mercado, se encuentra tanto la raíz entera como en polvo y su calidad depende de su origen (las más apreciadas son las que proceden de Bengala y Kerala).

A esta especie se le conoce, sobre todo, por ser un componente imprescindible del curry.

Sin embargo, en nuestro país se hizo popular como azafrán de las Indias, ya que por su color amarillo-anaranjado, a menudo se ha utilizado en lugar del azafrán.

Antiinflamatorio eficaz

Como todas las especias, no aporta ningún nutriente significativo ya que se emplea en mínimas cantidades. Sin embargo, su uso asegura la buena digestión de las comidas debido a las propiedades digestivas y estimulantes que posee. Eso sí, siempre se ha de utilizar con moderación, ya que el exceso revierte estas propiedades en contra del organismo y produce irritación y molestias digestivas.

Pero, a diferencia de las demás especias, la cúrcuma tiene una poderosa acción antiinflamatoria, antitrombótica (fluidifica la sangre y evita la formación de trombos) y antioxidante. Además, posee actividad colagoga (facilita el vaciamiento de la vesícula biliar), por lo que su uso como condimento es una opción especialmente recomendable para quienes padecen indigestiones de origen hepático.

Su efecto quimiopreventivo

Los responsables no sólo del color amarillo de la cúrcuma, sino también de los efectos beneficiosos que su uso nos proporciona, son los curcuminoides. Uno de los representantes más destacados de esta familia de compuestos fitoquímicos es la curcumina. Esta sustancia, en algunos estudios realizados en animales, ha demostrado que ejerce un efecto positivo en la prevención de ciertos tipos de cáncer (estómago, colon, piel e hígado, entre otros). Aunque no está todavía aclarado como actúa, se sospecha que es capaz de inhibir la acción de la enzima ciclooxigenasa-2, la cual desarrolla un importante papel en el proceso de inflamación (proceso que promueve el cáncer). Además, se cree que la curcumina también podría intervenir en la inducción de la apoptosis (las células cancerosas se autoeliminan).

Gracias a los curcuminoides se logra la autodestrucción de las células dañadas

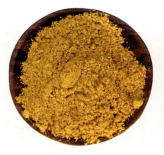
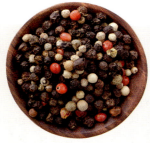

Acompaña la cúrcuma siempre con pimienta

No hace falta decir que es muy conveniente utilizar a menudo esta especia en la cocina. Pero cuando la vayas a añadir a tus platos, ten en cuenta que para asimilar con más facilidad los curcuminoides que contiene es fundamental que la mezcles con una pizca de pimienta. No parece una casualidad que de entre todas las especias que pueden formar parte del curry, la cúrcuma y la pimienta son de obligada presencia.

Siempre dando color a los platos

Durante mucho tiempo, la cúrcuma se ha utilizado como colorante en salsas y arroces, sustituyendo al azafrán. Sin embargo, la cantidad de platos que se pueden cocinar con ella es prácticamente infinita. Sólo se necesita una dosis de imaginación y saber que, para asegurar el éxito del plato, se ha de utilizar en la justa medida. Para encontrar el punto de equilibrio, tienes que empezar por añadir una pequeña cantidad; luego, ves probando el sabor y, poco a poco, continúa incorporando más especia hasta que consigas el resultado deseado.

La cúrcuma combina muy bien con los pescados y arroces. Una salsa rápida para verduras al vapor que queda de maravilla se puede preparar con aceite de oliva virgen, un poco de cúrcuma y pimienta, un poco de sal y zumo de limón. Para aliñar pastas, también es rápida y deliciosa.